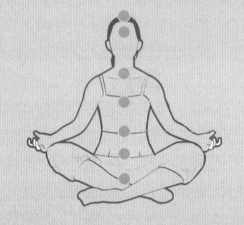

莉絲老師的

19能量法

著：張若涵（莉絲老師）

提升運勢、療癒自我、增強人緣、開啟感應力，
運用自己的雙手掌握幸福

前言

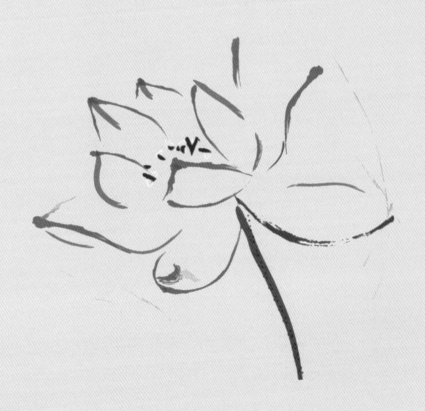

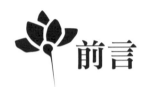 前言

從小，我就很特別。

不是因為天資聰穎，不是因為才華洋溢，而是
大片的燙傷和特殊的敏感體質。故事，就得先從
我一歲開始說起。

據我母親說，當時的保母正要替我洗澡，但她
或許是沒有經驗，居然先將我放進浴缸後，隨即
放了熱水，沒想到客廳來了一通電話，保母直覺
跑出去接電話，不知不覺聊了起來，聊到忘了我
的存在。我的大腿及臀部被滾燙的熱水灼傷，但
由於當時太小，根本沒辦法靠自己爬出浴缸，還
是小嬰兒的我，被燙得哇哇大哭，她卻完全沒有
聽到，直到不久後她先生回家，經過浴室廁所時
聽到我的哭聲，才發現我被無情的熱水燙得號啕
大哭，夫妻倆趕緊叫了救護車。

當時母親接到通知，顧不得工作，直奔醫院，當下她看到我包得跟個木乃伊似的，心都碎了！還是嬰兒的我，可能是本能所致，因為躺久了身體會痛，所以我的身體是傾斜的，最後，變成臀部與左腿後側較嚴重，而右腿則較輕微。

我的腿部是重度灼傷，當時的我後腿皮膚與肉都黏在了一起，總共做了三次手術，一次是將黏住的後腿分離、一次是用氣球去撐開皮膚、一次是大面積植皮，雖然植了皮，但燙傷部分組織都壞死了，不僅不會長毛，甚至也不會變黑，連痛覺都非常微弱；甚至現在，灼傷部分都像蜂窩一般坑坑洞洞、凹凸不平，而我現在還依稀記得，小時候到醫院複診換紗布，痛得哇哇大哭的情境。

一次的疏忽，讓我留下了抹滅不掉的傷疤。而這個疤痕，竟然是感應力的印記。

我五歲時父母剛離異，母親帶著我去公園玩，有一位自稱「靈通者」的陌生人，站在家長群中從一群小孩中指了指我，「那個穿紫色衣服的是誰的小孩？」母親說：「是我的，怎麼了嗎？」靈通者說：「這個小孩身上帶一個破。」我母親問：「是什麼意思？」靈通者說：「她的四肢必會有一個大傷，

而且這個傷會跟著她一輩子。」我母親馬上說：「她的腳有燙傷，而且滿嚴重的，這樣算不算？」靈通者說：「那就過了。」

正當母親鬆了一口氣時，通靈者說：「上面的要我跟你說，這個小孩註定與神佛一同工作，她的疤痕就是印記，印記越大責任越大，不要想躲，這是你們家族的使命。」

靈通者大概說了一下，原來敏感體質是會遺傳的，一個輩分中至少會有一個，若是註定要領旨替人辦事的，則他的使命也會被傳承下去。母親當時嚇了一跳，因為我外婆就是在家幫人辦事，但我母親並沒有傳承到敏感體質，所以一直不以為意，但她知道她的二弟常常說會看見一些靈體，原來在我母親那個輩分中，是我二舅遺傳到了。

聽說只要是靈體或是神佛所給你的夢，不論時間過了多久都不會忘，而且印象會非常清晰。

大約在我 8 歲多時做了一個夢，直到現在 20 幾年了，那個夢我都還記憶猶新。

夢裡，我外婆來到我們的家，跟我說：「阿嬤要回去了，阿嬤不用再受罪了。」笑一笑便離開了。一早起床，母親幫我綁頭髮時，我非常高興的跟她

說了這個夢，結果才說完，外公就打電話來，說我外婆過世了。

之後的我，便再也沒有任何感知能力。

我一路「無感」的平順長大，雖然在求學時期因為燙傷而被排擠、歧視，但是我盡量無視這些負面訊息，到了高中、大學，也像一般愛玩的年輕人一樣，經常去夜遊、跑山、探險，不論去再陰的地方都沒有任何感覺，也看不到聽不到一些不存在的東西。

直到 21 歲那一年，有一次去夜市逛街時經過了一座人很多的廟，當下母親跟舅舅們說要進去拜，而我一進去沒多久便開始覺得頭暈目眩，而且不自覺流淚，約略進去不到 1 分鐘我突然眼前一黑，就暈倒了。

暈倒沒有多久，當我恢復意識後，就開始一直流淚一直哭，從那天開始，我便開始看得到、聽得到、感覺得到……

我的感知能力又回來了！

我從來沒想過，我會是要與神靈一同工作的人，

我認為我只是一般敏感體質的人，因為身邊也有幾個敏感體質的人，我一直認為就只是感覺得到，並無傷大雅。但我錯了，我被靈體騷擾得越來越嚴重，不僅時常被嚇，還連帶著身邊八字重、很鐵齒的朋友都跟我一起遇到了好幾次恐怖的靈異事件，那時的我才知道，原來磁場是會干擾的。

一直到我剛滿 27 歲，連續三個月時間，我每天都處於 37.3 至 37.5 度的低燒，但那時的我，又感覺不到任何東西，我以為我的體質好了，沒想到卻是更麻煩的事情。

那三個月當中，我每天都睡眠 14 小時以上，卻一直覺得累，而且每天都準時在凌晨 3：30，會突然睜開眼、起床一下，才又睡著。有一次，我凌晨 3：30 一睜開眼看到我們家狗狗，牠向來都是在我母親房間睡覺，那天不知道怎麼了，卻突然站在我的房門口，並且用非常害怕的樣子看著我，我一直叫牠過來，牠都不敢過來，甚至把耳朵往後貼非常害怕，接著，就倒退幾步跑走了。別說牠怕了，連我自己都很害怕。

後來，我才知道，我卡到外靈！

有一天，我跟一位姊姊一起去按摩，那位按摩阿

姨先幫姊姊按，按的時候都非常正常，在幫我按摩時卻不停的打嗝，按沒多久，她就說她沒辦法按了，今天不收我的錢，她不按了。

原本，她是不想跟我說太多，但因為去了好幾次，她才說：「妳身體裡面卡了一隻很大、很凶的。」我很狐疑的問：「怎麼會？」阿姨說：「你是敏感體質嗎？」我說：「我原本是，但最近都沒感覺了，應該是沒有了。」阿姨說：「才怪，你是因為卡太深，被同化了，你的磁場都變陰了，才感覺不到任何東西。」我聽了之後嚇一大跳，趕快跟二舅聯繫，把事情跟他說了一遍，二舅就找了一位專門幫人處理事情的老師。

我們一行人到了一間廟，老師開始圍著我一直轉圈圈，幫我打結界，祈請菩薩來處理。通常，一般人這樣轉圈大概早就暈了，她卻連續轉了 10 分鐘還站得好好的，現在想想都覺得不可思議！從此以後，我便深信我和菩薩的緣分了！

只是信，還不夠。因為自己經驗不足，不知道怎麼穩定自己、保護自己，沒想到我之後又卡到了！這一次，卡到的不是外靈，而是神靈。

在二舅介紹的老師告知我跟菩薩有緣後，我就一

直滿信菩薩。但沒想到，我又卡到靈很不舒服，但那位老師正在閉關不能幫我處理，在母親朋友的介紹下，我又認識了另一位老師。

當時，這位老師一看到我，便說我的主神是九天玄女娘娘。我還因此到了九天玄女廟擲筊，我說要拜師認主神，沒想到直接三個聖筊，馬上答應，連老師都說這是他看過最快的一次。

後來老師要我閉著眼睛，將手呈杯狀抬高，感受手心的感覺；當下我感覺到我的手心被放了一個東西，一個像是短卷軸的東西，老師說那是「旨」，代表我以後是祂的代言人，要跟祂一起工作。

隔天開始，我覺得我的臉越來越奇怪，變得不像我自己，再過了幾天，更覺得我的臉越來越長。我一直認為是錯覺，後來過了幾天，母親也說，怎麼覺得我的臉變了？就連朋友也都這麼說。我才想起，過去幾天一直覺得臉變長，還以為是錯覺，但我用手機自拍時也是看起來很怪。

我母親便幫我問老師，怎麼我的臉變怪了，感覺變長了，老師說那是九天玄女的法相，代表我跟她融合了。

後來，有一天，我陪朋友出門去拜拜，傍晚到家

就覺得睏意很深，便睡著了。

夢裡，我聽到一個聲音，祂說：「晚上 11 點後不要再出門。」接著畫面一跳，夢境中我手上拿了一個盒子，盒子打開是一條很凶的蛇，這時前方突然出現三個人飄到我面前，中間那個人看起來是戴眼鏡的男生，卻看得到紅色長鬍子的臉，浮現在他的臉上，當下我知道祂就是關公。祂將我手上裝著蛇的盒子拿走，並且說：「你太早把九天放出來了。」

接著，我的背後突然出現一位白色臉穿著像華麗歌仔戲服的人，祂拿著劍叫我跪下，並且將劍刺在我的左後腰，夢裡的我，當下嚇得跪在地上一直說：「我是不是做了什麼事？我不知道啊～對不起！對不起！」接著我就嚇醒了！

醒了之後，我發現左後腰是真的有點痛，但我的臉就恢復正常了。之後才知道，菩薩派關公將卡在我身上的九天靈收走，但我一直在想，蛇跟九天玄女娘娘有什麼關係？網路上都說祂的形象是鳥，後來才知道，原來有一派說法，說祂其實真身是蛇。

再來說個小插曲，某天去蘆洲某間寺廟時，我發現，當初拿劍抵著我後腰的，就是一樓正殿右邊那尊很高大的白臉神明，原本我是沒有發現的，但突

然經過時有一種熟悉感，想起了夢境中抵著我後腰的人，抬頭一看，發現祂們的形象一模一樣，我還擲筊問是不是祂，是的話給我 6 個聖筊，結果真的連續 6 個聖筊。

這些神奇的經驗，似乎在冥冥之中，開啟了我的未來之路。

在我深信菩薩之後，老師跟我說：「你差不多該工作了。」我說：「做什麼？我沒工作啊。」

說來慚愧，從小到大我都是照著自己的意思生活，一直到我 27 歲都沒有工作過，大學也是念了一下就不念了，24 歲時去加拿大進修一年後又回到台灣，由於太無聊了，我時常花大錢去上課，然後都半途而廢。

我學過電腦繪圖、攝影、油畫、素描、鋼琴、刺青，但每一樣都是學了一下，就覺得無聊、沒興趣了，之後就是渾渾噩噩的度日，不然就是去百貨公司逛街買東西，跟朋友出去玩，完全就是一隻活生生的敗家米蟲，就算要我去工作，我也不知道要做什麼啊！

沒想到這位老師卻跟我說：「再一下你就知道了，之後開始工作後記得找菩薩，你跟祂的緣分最深，

祂會幫妳。」

我沒放在心上的一句話，居然默默的發芽了！

到了 27 歲後半年，當時，我還在讀大學進修部，想說隨便選個課，上不上再說，結果，突然看到塔羅牌的課程，當下突然有一種想要去上塔羅課的想法，而正是這個想法，讓我踏入身心靈的行業中。

在這個領域我也接觸過天使學、催眠、前世回溯、元辰宮、魔法、乙太能量與薩滿等等不同的方式，而大天使與乙太能量、魔法算是我最喜歡也最常用的。

曾經有人問我，我到底屬於東方還是西方？

畢竟我很多能量與基底配方都是跟菩薩取得，但卻是做著西方能量的工作，也時常用西方能量幫助自己，說真的，不論是東方、西方，只要能夠幫助到我與客人的能量我都會用，中西合璧也沒什麼不好，畢竟我認為不管是東方西方，或許它們都是同一種能量，只是因應不同的人，有不同的信仰，所以有不同的形象與顯現方式罷了。

和別人相比，我自己的遭遇沒有什麼豐功偉業，也談不上吃了什麼苦頭，在 27 歲之前，都沒有工作過，也沒有經濟壓力，甚至開始從事能量事業之後，

過程也算順利的。即使我是單親家庭，媽媽給了我無限的愛與包容。

一路走來，我非常感謝我的母親！

她一個人辛苦把我養大之外，她也對我非常信任！我以前常常亂花錢，甚至花錢學了很多才藝，雖然三分鐘熱度，但她依然相信我，認為我會找到人生的方向，甚至不強求我馬上出去賺錢。我母親常常說，只要她有能力養我、她就養，她認為年輕的我只是還沒找到方向而已。多虧母親的養育和信任，才有今天的我。

我算是個滿忠於自我的人，不喜歡去追究別人的事，也不喜歡浪費時間在一些無意義的東西上，而且凡事都是相信自己的直覺，所以算是不太好相處的人，但只要是我認定的事，我拚死就是要去完成。

另外，讓我堅持走這條路的，是我一位往生的好姊妹！

我原本有一個非常要好的女性朋友，她大我8歲。在我26歲那年，她因為感情問題，導致憂鬱症發作，最後選擇跳樓自殺而往生，讓我難過不已。

我時常會反思，如果我當時能多傾聽她的聲音，多注意她的訊息，是不是可以挽救一條生命？這也

讓我相信人真的會因為感情難關而輕生！所以，現在面對感情問題的客人時，我都會慎重聆聽，不再覺得她們只是說說而已，就怕有個萬一，又是一輩子的悔恨。

一路上，因為自己經歷幾個較大的事件後，我才開始正視自己的感應力，並且開始研究與學習。再踏入能量領域之後，透過觀世音菩薩的啟發，我學到了很多東西。

所以，我希望寫出一本書，並不單局限於用哪一邊的方式，而是用所有有效的方式，去一步步帶領他人開啟與提高他們的敏感度。並且告訴他們在敏感度提高後可以做的事情，以及該怎麼運用在正途之上。

不論東方、西方的教育，這一路以來，各家學說都帶給我很多的幫助和啟發，而我網站中所販賣的所有商品，我也將每個月收入的 10% 都捐作公益，我認為這些都是菩薩給我的指引，因此，我希望取之於社會、用之於社會，並且讓更多、更好的正能量，可以在這個世界不斷傳遞、不斷延續。

19 能量法的效用

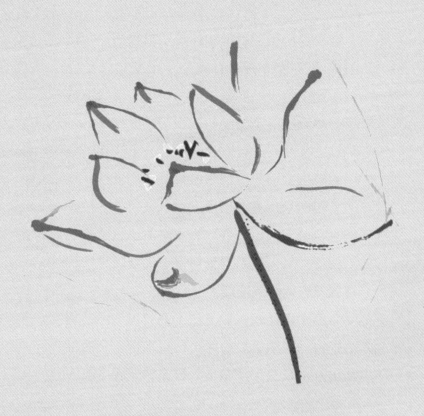

19 能量法的效用

　　是否覺得學了很多種能量法或療癒法都沒有效果？明明別人有效，為什麼你就是沒效？學了很多種能量法卻用不了，感覺浪費了一堆錢……不是能量法沒用，而是因為，你的敏感度太弱啦！

　　敏感度太弱會造成對能量的感知度低，除了很多能量用在自己身上沒效果之外，接收能量也會出問題，導致根本沒辦法正確接收／使用能量，當然會覺得學了一堆能量法與療癒法，都是浪費錢！

　　想要讓自己學的能量法不浪費，那你必須先把自己的敏感度打開，運用本書１９能量法提升敏感度與能量後，再去做做看之前所

學的能量法，將會有不一樣的效果喔！

● 感情上一直不順，喜歡的人對你總是冷淡，或是男友很不重視你，甚至還喜歡上了別人？那是因為，你的愛情能量太弱啦！**１９能量法**幫助你在愛情上獲得對方的愛，也讓你在雙方感情中獲得更高的地位！

● 是否覺得心裡有滿滿的壓力卻無處釋放，就算找到方法釋放卻又還是很快的累積？每天都覺得很疲勞很疲憊，一直快樂不起來，卻又要為了生活、為了人際、為了愛情咬牙撐過去？那是因為，你不懂如何自我療癒與自我防護啦！**１９能量法**能幫助你自我療癒與釋放負能量，讓你找回消失的快樂，讓你懂得如何防護自身，不再堆積負能量！

● 是否希望在家中毛小孩不舒服或不愉快時為牠盡一分心力，卻總是不知道該怎麼幫助牠？那是因為，你不懂如何跟牠溝通啦！試試看**１９能量法**，讓毛小孩

的痛痛與壞情緒都飛走！

● 是否常常覺得自己遇到人生的瓶頸？生活總是一波未平一波又起，覺得人生好痛苦好疲憊，不知道該怎麼突破自我，就算努力了一樣還是阻礙滿滿，那是因為，你本身一直沒在提升啦！試試看１９能量法，教你如何在各方面都達到自我提升，讓你輕鬆突破各種阻礙，因應各種狀況，讓你兵來將擋水來土掩！

● 是否常常覺得金錢好像很討厭你一樣，總是不願意到你身邊，即便到你手上了，也不願意久留，那是因為，你的財運太弱了不適合錢錢居住啦！讓１９能量法幫助你在財運上的提升，讓你的錢錢不再討厭你，不再急著離家出走！

　　１９能量法是在我認了觀世音菩薩為主神師父後所學來的，由於當時觀世音菩薩表示，要莉絲將祂請回家，因此我便在自己家中開始供奉起了觀世音菩薩，說也奇怪，當

供奉祂的那一晚開始，我便在夢中陸陸續續接收到一些能量與魔法商品的配方，甚至在夢中學到了１９能量法的運用。在接收到這個能量法後，我便開始了每日的施作，敏感度也更上一層樓，除了幫個案占卜越來越準確之外，連遠距離能量的施作也都得到眾多回饋。

　　１９能量法適用於所有想要幫助自己、幫助他人的人，在目前這個競爭激烈的時代，每個人心中都有不少無法釋放的壓力，當你的壓力過多而無法自行消化或釋放時，就容易形成精神的狀況。

　　此能量法主要是運用觀世音菩薩的能量與月亮的能量來達到各種能量的提升，由於月亮屬於陰柔敏感的能量，因此１９能量法的提升又以提升敏感度最為顯著。當敏感度提升後，再用１９能量法提升各方面的運勢與能量，甚至是自我療癒，進而達到自我的幫助與協助他人。再整合上莉絲在國外所學的催眠法，讓即便是無敏感度的人，都能夠透

過催眠的應用，由淺入深、由內到外逐步開啟自己的敏感之窗。

其次，１９能量法對於身體、心靈上的療癒，就連動物療癒都適用，像我家的狗狗癲癇發作時，也是用這套能量法讓牠在一分鐘內止住顫抖。（之前癲癇一發作都不會停，每次都持續 15 分鐘以上，都要帶去獸醫院打針。）但還是建議飼主進行專業醫療，比較妥當。

１９能量法對於感情上的調整也不錯，因為觀世音菩薩本身就有幫助世人愛情的能力，加上月亮的愛情靈性能量，因此在愛情上的效用也是非常驚人，我經常運用此法加上遠距離靈擺調整，幫助許多個案解決感情上的問題。

關於敏感度

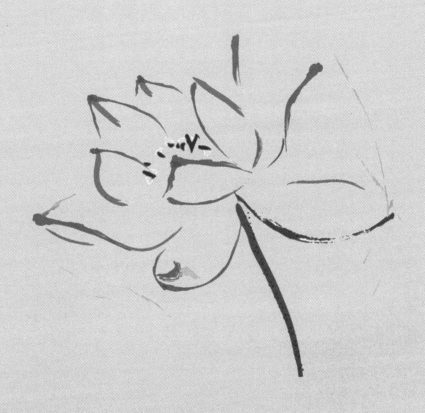

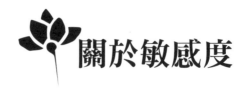

關於敏感度

　　我從國小開始，因為從小日夜顛倒，都沒有什麼去學校上課，一直到大學都是如此，所以沒有什麼驚人的事蹟、也沒有讓人讚嘆的學經歷。在我踏入能量世界之前，我的人生都是渾渾噩噩、醉生夢死。小時候，曾有獲得幾次美術類的獎項，但是因為沒有興趣，對我而言也不算是肯定。

　　原本，我對於我的敏感度不以為意，但是踏進能量世界之後，我的心態大有不同！透過這個工作，我幫助了很多原本想輕生的客人，為他們找到希望，讓他們人生出現寄託。

　　其實每個人都像是個小小的能量塔，當你

學習開啟、運用之後，你也會變得很不同。

提升敏感度的意義

它就像是幫你開啟另一次元的智慧，就像自身有一個接收天線，當你的天線越寬廣，所能接受到的訊息、能量與智慧會越多。但這還不夠，在接受高層種種引導前，需要先淨化自身的負能量，讓自己成為一個能夠接收高頻能量的通道，而不是被自己的負面情緒與負能量困在只能接受低頻能量的泥淖中。

提升敏感度可以延伸出來的事情有很多，它就像一個基礎。凡是需要能量、第六感的事情，都需要有高度的敏感力，如果你想接收神祕能量的幫助導引，本身敏感度也要夠強，所接收到的能量才足夠幫助你去完成想做的事。

提升敏感度後你可以：

＊增加自己的第六感。這對於占卜師來說

有很大的益處，它可以讓你的占卜更加準確。

＊提升自身對外來能量與訊息的覺知力。但也可能讓自己更容易被低頻能量與外靈侵擾，後面會教大家如何避免負面情況的發生。

＊接收來自高頻的預告訊息，甚至可能會在無意中預知一些大事的發生。就像我曾經在跟母親聊天時突然說出：「小舅會住院。」當下我跟母親都很疑惑我怎麼會突然說這句話，結果隔天小舅急性腹膜炎開刀住院。

＊接受高頻的能量，用祂神奇的能量幫助自身療癒以及進行情緒、精神力等等的調整與提升，並且幫助你突破人生瓶頸與困境。

＊運用一些高頻能量來幫你淨化、平衡、增強自身的脈輪。

＊靈活運用這些外來能量，幫你實現一些不偏離常理與道德的願望。

＊透過自身能量的提升後操作靈擺、盧恩符文等等魔法道具來傳遞你的能量，幫助你

做一些小魔法、調整與他人的關係。

＊當你靈活運用這些能量後，甚至可以幫他人施作一些療癒以及提升情緒等等。

如何判斷自己是否為敏感體質

首先，什麼是敏感體質？這是身體接收或鄰近外來能量時所會出現的身體反應。其中包含靈視力（看得到）、靈感力（感覺得到）、靈知力（突然知道）、靈聽力（聽得到）、靈動力（身體做出大幅動作或產生震盪等各種動作反應）、靈嗅力（聞得到）等等。

1. 靈視力

靈視力包含你的肉眼或是腦海中所投射出的影像，看到不同層級的事物也會有不同的影像與狀況。若是外靈與動物靈等低頻能量，通常會是一團霧霧的，甚至有的人可以感覺到這一團霧是人還是動物、性別是男還

是女、情緒是喜、悲或是怒；如若是神靈等高頻能量，則會現出你心中那位神的樣子並且發著光、或是看到閃閃發光的光球或是溫暖舒服不刺眼的光芒，而且每種神光都有不同的顏色。

另外還有一種屬於比較特別的！你會在人體或是動物身上看到各種顏色的光，每一個人看到的顏色意思可能不同，你需要去找出不同顏色所代表的意思。

比如之前，我母親後背散發著暗綠色的光，我問她身體後側有沒有不舒服，她說覺得疲累而且覺得沉重，當下我的直覺是，她卡到了！我問她是否有去什麼地方？她才說她去醫院探病，後來我大概知道，暗綠色對我而言就是卡到不乾淨的意思。

也有次我看到舅舅的脖子跟胃部散發暗紅色光芒，我問他脖子跟腸胃是否有不適，他說一直拉肚子、脖子又落枕，所以我知道，對我而言若是看到暗紅色就是發炎。

又有一次，我看到表哥養的哈士奇背部脊

椎發著淡紅色的光芒，並且在我的手摸牠背
部時，能夠感覺到牠不是很舒服，於是順勢
經由我的手給予牠療癒的能量，我也清楚知
道，當時牠是開心的，後來我將手移開時，
牠就一直希望我再摸牠。因此我跟表哥說，
記得帶牠去給獸醫檢查，牠的背部脊椎有問
題。但由於牠沒有任何不適的徵兆，表哥也
就沒有放在心上，約莫三天後，他家的哈士
奇突然趴在地上並且發出悲鳴，帶去獸醫院
後才得知牠的脊椎發炎了，所以我又知道，
對我而言淡紅色就是即將發炎的訊號。

2. 靈感力

靈感力包含一個想法、一個感覺，像是憑
空出現一個想法、突然一陣情緒上來、覺得
溫度改變、覺得有東西碰觸你撫摸你、突然
覺得心裡毛毛的、感覺哪裡不太對勁，這大
概是滿多敏感體質的人時常會發生的事。在
我遇過的敏感體質中，絕大部分都是屬於靈
感力，他們常常會突然覺得不太對、覺得

不舒服，也有很多人懷疑是自己嚇自己，但⋯⋯若是覺得真的不太對或是不舒服，還是趕緊離開那個地方吧！

若是高頻能量，你會覺得舒服、溫暖、有電流感；若是低頻能量，你會突然覺得整個人彷彿被籠罩住，就像被一張膜包起來，並且開始覺得與周圍出現隔絕，感覺不太到周遭的空氣流動、聽不太清楚周圍的聲音、眼神開始不太對焦時，代表你被靈體穿過或是被上身，這時無論你在做什麼，請迅速慢下來或是停止動作，這時候是非常容易出事的。

有次我在開車時突然有這種感覺，後來差點撞上橋墩，還好我在撞到的前一刻突然清醒。我的母親也有一次在騎機車時突然有這種感覺，結果在紅燈時直行，差點被其他機車撞到，還好當時周圍汽機車速度都不快才沒有撞上，她還是被很多車按了好幾次喇叭才清醒。

3. 靈知力

靈知力包含的是一種突如其來的想法，也就是你突然知道了一些事情，卻不知道自己是如何得知。其中包括預知或是突然知道一些原本不知道的事實，如靈光乍現、預知夢等等。

像我有次在跟同學聊天時就發生過，這位同學對所有人宣稱她是做芳療美體的，但就在某次她想向我買招財商品時，我突然脫口而出：「像妳這樣在酒店上班的，適合用招桃花加偏財一起才能招財。」說完這句話後我自己也嚇了一跳，怎麼會突然有這種想法並且脫口而出？但說也神奇，她馬上鐵青著臉說：「妳怎麼知道的？不要跟別人說！」當下我恍然大悟，原來她真的是在酒店上班，只是欺騙大家她是做芳療美體的。

4. 靈聽力

靈聽力包含的是透過任何聲音去感知一些事情，例如突然聽到一些警訊、或是周遭有

聲音給予你問題的解答、聽到有人呼喚你的名字、或是聽到猶如收音機快轉的聲音。

　高頻能量與低頻能量所聽到的也會有所分別。通常給予你正確警訊、正面想法、正面解答，並且不會讓你覺得不舒服的都屬於高頻能量；而突然聽到有人在呼喚你的名字，但並沒有給予你鼓勵話語等等的絕大多數都是靈體，而這些靈體不一定認識你。許多靈體會模仿你認識的人的聲音呼喚你的名字，如此你才會給予回應，若是你的磁場正處於弱勢或是能量較差，很容易就會被迷惑甚至被帶走；若是聽到猶如收音機快轉聲音，就代表是靈體正在溝通，他們說的話就像是快轉數倍，根本沒辦法聽懂他們在說什麼，有時還會帶著耳鳴或是刺耳的高分貝聲音。而許多靈體也非常喜歡製造聲音嚇人，我以前就經常會聽到許多奇怪的聲音，例如我在房間睡覺，卻聽到類似弦樂器的聲音，一開始在隔壁房間，當我走進去看，又出現在廁所，當我再走過去，又出現在後陽台……聲

音會一直亂跑；也常常在關車門沒多久的車上聽到「喂！」之類的聲音。

5. 靈動力

靈動力包含的是身體在接收到能量後，大幅度顫抖或是起舞等等動作，高頻能量最常見的就是乩童上身，或是神明上身後的起舞、律動等等；而低頻能量最常見的就是有些人被上身之後會像發瘋似的顫抖、口吐白沫、翻白眼、大吼大叫。

我當初認識一位老師，每每在她處理事情時都會請觀世音菩薩上身。每當觀世音菩薩上身處理事情，她便會開始圍著當事者轉圈，不只是單純圍著當事者轉，而是自身也在轉圈，一轉就是十分鐘，換成正常人早就搖搖晃晃、東倒西歪了，她卻臉不紅氣不喘，半點都沒有頭暈的跡象。

6. 靈嗅力

靈嗅力包含的是聞到一些突如其來的味

道，例如檀香、花香、腐臭味等等。

一般若是高頻能量，聞到的氣味都會是舒服的，並且能透過聞到的氣味去感知是哪些高頻能量；若是突如其來的腐臭味、腥臭味、不舒服的酸臭味等等就屬於是低頻能量。

通的是什麼靈？

靈的種類繁多，但我大致將祂們以高頻、低頻能量來區分。

1. 高頻能量

高頻能量能夠給予我們神性的智慧與提升的能量，祂們樂於幫助我們引導我們，甚至會用祂們的愛包容我們。

例如：天使聖團、揚升大師、指導靈、神明、高我等等……

每個人的信仰不同，所看到的、感知到的能量也會不同，就像西方的神靈與東方的神靈形象與名稱都不盡相同，但祂們其實都是

一種高頻能量，只是針對信仰不同，出現的形象也會有所不同。

　一般人最能連接到的通常是自己的指導靈，指導靈其實是西方的說法，祂就像是你的守護靈，祂的任務就是在這個世界上守護你與給予你指引，較為敏感的人時常可以收到指導靈所給予你的訊號，就像是第六感、眼皮跳動，或是你所能意會到的周邊訊息等等訊息。就像是你剛好在煩惱一件事，而走在路上恰巧很明顯的聽到周圍人剛好正在談論，而你又剛好對那句話特別有感觸，就代表你的指導靈在給你指引。

　其實使用占卜卡、神諭卡等等物品，也是你的指導靈在給予你指引，雖然有一派說法認為占卜卡是一個集體意識，當然這個我也非常認同，但是由於它連未來狀況都能算出來，因此我個人更相信這是指導靈所給予的指引。

　不敏感的人則容易忽略指導靈所給予你的引導，因此提升敏感度後，將可以讓你接收

到更多、更準確的指引，引導你去做對的事、走對的路、思考對的方向。

　　與指導靈的熟稔度也是很重要的一環，當你越相信祂，越能強化祂的能量，因此在所有能量學當中，「信任」、「相信的心」都是很強大的力量，當你「相信」祂、「肯定」祂，祂所能給你的回饋將越多越強。

　　而其它高頻能量則是針對你信仰的不同，而有不同的崇拜方法。

2. 低頻能量

　　低頻能量給予我們的都是負面的能量與磁場，並且讓我們情緒低落、想法負面。

　　例如：外靈、動物靈、魔、小我等等……

　　應該許多敏感體質的人都有過與低頻能量接觸的經驗，甚至有被糾纏的經驗。

　　一般常見的大致上就是心裡毛毛的、眼睛看出去霧霧的、起雞皮疙瘩、突然發冷、睡不好、一直在凌晨清晨的時間莫名起床、沒感冒卻持續發低燒、後頸痠重等現象。

　　起雞皮疙瘩我個人覺得也有分別，一般若是半邊身體起雞皮疙瘩就代表外靈靠近，若是頸部以上起雞皮疙瘩代表是高頻能量的接近，若是後頸後背起雞皮疙瘩代表低頻能量嘗試糾纏你，若是全身起雞皮疙瘩加上牙齒打顫、流鼻水等等……就是你太冷了啦！

　　而小我就像是內心的小惡魔，它是一種內在的聲音，並且會去影響你本身，讓你感到焦慮、憂愁、困惑種種不好的情緒，以及不好的思想。

　　至於魔就是更麻煩的東西了。卡陰的人頂多是身體不適、運勢變低等等，但是卡魔就不一樣了。卡魔的人一開始也是身體會較弱，但是比卡陰嚴重，像我之前卡魔的現象包括：連續三個月持續低燒、心情非常低落、容易焦慮憤怒、身體疲憊、視力模糊、凌晨三點半都會突然睜開眼、性情習慣改變之類較異常現象。

　　而卡魔的人若是沒有警覺到自己的問題，並且任由這種狀況持續下去，很容易造成精

神錯亂，甚至傷害自己、傷害他人。而且魔的能量較強也較難處理，甚至到後期能夠控制人的行動，若你發現自己有上述狀況，並且滿嚴重了或是時間較長，建議盡快找大廟的神明幫忙處理。

也有許多國家的人會利用外靈來做一些傷天害理的事情，或是達成自己的目的，就像是台灣的養小鬼、泰國的陰牌、香港的打小人等等。對於這些也要小心，因為容易造成反噬，若被反噬了，可不是一般倒楣那麼簡單，甚至會危害到性命。就像是台灣以前某位當紅女藝人，盛傳她就是因為養了小鬼而後被反噬，導致精神錯亂、喪失生命。

而泰國陰牌的反噬也是滿常聽聞的，很多人以為只要請了陰牌就能達到想要的目的，當然效果我無法否認，有些真的還不錯，但是問題也很多；許多人認為只要把陰牌送回泰國給法師處理即可，但真的有那麼容易嗎？

我之前有一位八大的客人，請了陰牌後一

開始真的變好，但是不久後她家裡開始出現一些奇怪的現象，像是東西放著會突然掉到地上、燃燒中的香氛蠟燭突然滅掉，她常常作噩夢、被鬼壓床，甚至一直聽到奇怪的小嬰兒聲音，連她 4 歲的兒子都會莫名哭鬧，看著一個地方說「怕怕」……

一開始這個客人是找我算塔羅牌，算房子的狀況，我跟她說，她家有靈體存在，她才把陰牌以及上述種種狀況告訴我。我告訴她，應該是陰牌來要求回報了，後來她把所有佛牌照片傳給我，我一個一個問，最後問出來了，其中一個陰牌表示，要吸收她的陽氣，而且還要她的命，也不願意回去師父那裡。當下她真的嚇壞了，因為她的確是從請了陰牌之後，工作開始變好，身體卻越來越羸弱。

由於也沒其他辦法，她一樣是把陰牌送回當初買的店家，店家說會處理，但是當天晚上她就被鬼壓床很嚴重，並且做了噩夢。噩夢中出現一張恐怖的臉，還對她說：「你以為這樣就沒事了嗎？」並露出邪魅的笑

容⋯⋯接下來幾天這個客人都還有跟我聯繫，一直說她很不舒服，希望我能處理。但是泰國這方面我真的不懂，因此也愛莫能助。半年後，她傳了一張醫院報告給我，說她的細胞病變為惡性腫瘤，之後就再沒有消息了。

我也相信真的有些陰牌是可以送回去請師父處理，但相對的，若有個萬一，請不回去呢？因此建議各位，若是要尋求陰界的幫忙，就要先瞭解全部狀況，尋找口碑好的師父跟與店家，以及找好退路並且確保安全，以免後悔莫及。

⇨ 可能出現的問題與解決方式

● 尋找指導靈

在踏入第一道門之前，我要先教大家如何尋找自己的指導靈。

請在安靜的房間，躺在床上，閉上眼睛、深呼吸三口氣、慢慢調整自己的呼吸，讓自己盡量放鬆。當你覺得進入放鬆狀態時，你就可以使用蓮花手印（如下頁），手印的兩個大拇指靠在眉心，同時請開始念禱詞：「親愛的觀世音菩薩，我祈請您的降臨，請您幫助我尋找我的指導靈，開啟連結並且指引我，讓我可以看到、感受到、或是從腦中浮現指導靈的模樣。」

以我的個人經驗當中，很多人在尋找指導靈時，出現的反應不一樣，有的人是在眼睛前就看到，有的人是突然出現在腦海中，有的人出現某種感覺：雖然

不是影像，但是卻感受到一種型態，例如指導靈是男的、或女的，也許是天使、也許是某位神明。

　　念完禱詞後，雙手可以繼續放在眉心，也可以離開眉心，只要不影響專注力、不影響放鬆，手勢在此時已經不重要了。

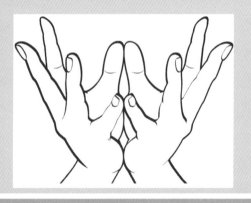

● 簡單卡陰的處理

　　在洗澡時用溫熱的水集中沖刷後頸部，同時觀想白色的光順著水湧出，帶著白光的水流過全身的每一寸肌膚，並且讓白光包覆你的全身， 雙手結蓮花手印放置於肚臍前，口中念出：「慈悲的觀世音菩薩，我祈請您的恩賜，請您將沖洗我身軀的洗

澡水加入您神聖的能量，將它變為洗淨一切的甘露水，並且用這甘露水淨化附於我身上的所有外靈與負能量，洗淨我的身軀，讓我可以免於外靈與負能量的侵擾，我感謝您。」

並且觀想洗澡水化為觀世音菩薩的甘露水，在你覺得接收到能量或是覺得舒服一點、直覺差不多的時候，將你的蓮花手印緩緩向上抬，淨化的能量將會隨著你手部的位置慢慢淨化，依照你的感覺去調整蓮花手印上升的快慢，若覺得某個地方特別不舒服或是看感覺可以多在那邊停留，直到淨化乾淨，一直到蓮花手印到達頭頂上方約十五公分處時，將兩手分別往左右成半弧形散開至臀部處，如同蓮花綻放開來一般，幫自己上一層防護罩。

19 能量法——
進入能量的世界

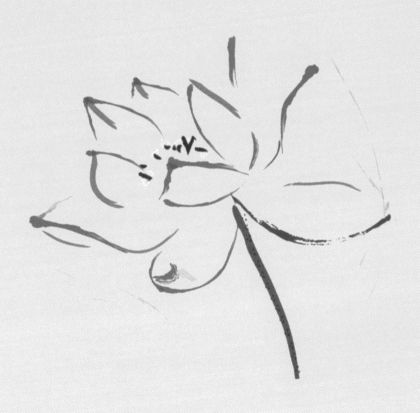

19 能量法——
進入能量的世界

　　很多人問我，學習能量法之後有什麼改變？不知不覺中，它讓我對生命中充滿了積極！

　　從小，我胸無大志、隨遇而安的活著，母親也疼我讓我衣食無憂。說來汗顏，我自認27歲後，終於開始賺錢，不再當米蟲了，可能是我目前最大的成就了。習慣舒適圈的我，也因為學習能量法之後，居然自發性一個人去加拿大學習催眠，一個人在陌生環境生活一年。之後，我的人生突然有了衝勁與動力，我很想好好工作，幫助更多的人；甚至因為經歷過幾次靈異事件後，我的敏感度更高，也學會了怎麼去處理一些事情，進而

讓我可以執行目前的工作。

回想求學時期，我很後悔沒有好好去學校上課，沒什麼學習、沒有聯誼過、也沒有交到什麼朋友，沒有好好抓住青春的尾巴；簡單來說，就是邊緣人一個。我更後悔沒有早一點學習能量法，如果我早點學習到能量法，是不是就能挽救好朋友的生命？

因為如此，我帶著使命感，希望可以把正能量的知識和作法，傳遞出去。

我的很多教學幾乎只會提觀世音菩薩，因為我的能量是來自月暈知識。

也許有人想問：「既然提到是月亮的能量，為什麼不是呼請月亮？」這就要說到我一開始接觸能量的故事了。對我而言，觀世音菩薩有很多法相和分靈，我所連結的觀世音菩薩，本身就已經有月亮的能量了，因此沒有特別呼請月亮，而是呼請觀世音菩薩。

接下來，我們將依序教你如何淨化、結界、接收能量，請跟著我們的步驟，一起進入能量的世界。

第一道門
自我淨化與防護

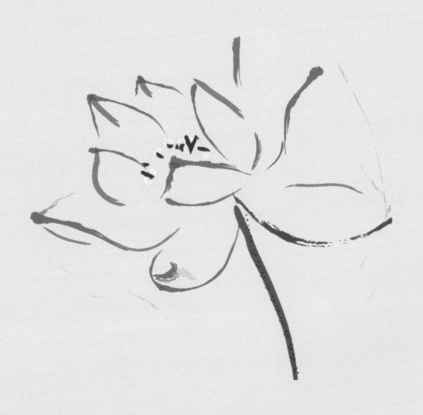

第一道門
自我淨化與防護

淨化空間

在進行能量法時，一個空間是否潔淨，是攸關安全的重要因子！怎麼說呢？因為很多人所待的房間或是所租的房子、又或者是外出住宿飯店、旅館時，那裡若有不乾淨的東西，會對人產生影響。有的可能是外靈或是負能量，有的負能量是病氣、或是晦氣。

當你沾染的病氣太重，會引起你生病、或是導致你的氣場很虛、很累、很疲倦；若是沾染上負能量磁場，則是會讓你運氣衰尾，星運星退散，進而導致你的心情低落。當一個空間磁場不好，很容易讓人覺得低潮、有

憂鬱症、有躁鬱症。

舉個真實的例子，像我有一位客人就是住到磁場不好的房子，後來發生一連串莫名的衰事。她搬到新家，住了一段時間之後，先是睡不安穩，接著就會胡思亂想，後來精神緊繃、開始對男友疑神疑鬼，男友受不了她，最後兩人就分手了。分手之後，她原本就已經睡不好，再加上分手的因素，情緒更是跌到谷底，最後引發憂鬱症，整個人的情緒深深困在憂鬱的情境中，走不出來。

所以，不只是外靈，連這些住所散發出來的負能量，也是會對人類的心情、健康、人緣，產生直接或間接的影響。

每一個住所、場所，都會對人體散發出一些磁場或訊號，這些我都通稱為「訊息場」。在這個世界裡，人體等同於一個接收器，當訊息場發出什麼訊號，人體就會接受、沾染這些訊號。所以，當訊息場發送出正面的訊號，你接收之後，和你所接觸的親朋好友，都可以感受你正面的能量。當訊息場發送出

負面的訊號，你接收之後，傳達給別人的感覺也會是不好的，無形之中就連帶影響你的人際關係，導致人家也會莫名不喜歡你。

所以，當你到了一個新的環境，例如：搬新家、入住旅館時，或是在實行能量法之前，我們都會先淨化空間，再來安全結界，最後淨化自己，這個步驟順序最好不要打亂。如果你先淨化自己，而不是先淨化空間，當你身體淨化之後，原本空間裡的外靈或是負能量，還是會沾染上來，所以一定要先淨化空間，依序完成步驟，才不會徒勞無功！

進行淨化空間時，請先將水裝在碗中，並且將雙手呈蓮花手印擺放在碗的上方，並且念出祈禱文：「親愛的觀世音菩薩，我祈請您的降臨，請您將您的能量借給我，並且經由我雙手中心的通道，將您的能量注入這碗水，賦予這碗水淨化空間的能力，並且將月亮的靈性能量一同注入這碗水中，讓碗中的水提升它自身的靈性，讓它有更強大的淨化

能量。」同時觀想你的雙手是觀世音菩薩的蓮花，並且在手指打開的通道中，有一道來自觀音菩薩的紅色光芒，自上方射出進入碗中，自己去感覺能量加到哪裡。

若是能量加滿後，將打開的手指閉合，將手呈現三角形，把注入的能量鎖起來，接著從空間的入口處開始順時針繞整個房間，邊繞邊用手沾水將水灑在你想噴灑的空間、角落處等等，直覺要灑哪裡就灑哪裡，直到繞完三圈，你可以在空間的中心感受一下此時這個空間給你的感覺，你會開始覺得變得更輕鬆、更明亮、更舒服，甚至有的人會覺得動作變慢、想睡覺、變溫暖、如同被包起來的真空感等等。

安全結界

淨化空間過後，便可以開始進行安全結界。

先將手呈現蓮花手印的姿勢，然後將手印

放在你的肚臍前，請將注意力放在雙手上。在進行安全結界的動作時，請念出禱詞：「親愛的觀世音菩薩，我祈請您的降臨，請您將您的能量借給我，幫我設下一個安全的結界，讓我不受外界的干擾。」祝禱詞的功能，是在我們在念的過程中，讓心靈更專注、或者是加強自己的信念。初學者要注意，這部分的禱詞是手印移動時念，才能正確取得能量，並且用來開啟防護罩。

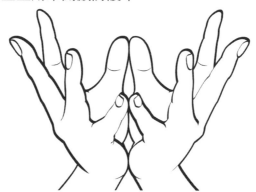

念完後，同時想像來自觀音菩薩的紅色光芒從天而降，進入蓮花手印中，再捧著紅色的能量去保護各個脈輪。

接著，慢慢將手印從肚臍沿著身體軀幹往

上延伸，速度可以隨著自己的頻率，最後手印落在眉心輪的前方，也就是脈輪第三眼之處。這時候，請將注意力放在眉心輪，並且專注的感受手印與眉心輪之間有沒有產生共振感，或是脹脹麻麻的感覺？每個人產生共振的感覺不同，當你有這些跡象的時候，請再將手印移往頭頂上方、順勢向兩側伸直展開。這個動作就如同用手臂伸直為自己畫一個大弧形，宛若一個防護罩將自己保護、包圍起來。

這時候，請觀想觀世音菩薩的蓮花從天而降。至於會降下幾朵蓮花？那就看個人感應了。以我個人經驗來說，像那種體質敏感、容易遭外靈騷擾、感應力比較強的人來說，降下的蓮花朵數就會比較多。相反的，本身就是比較鈍感、無感的人，頂多一、兩朵，甚至可能都沒有。透過安全結界的這個過程，就可以意會自己本身的敏感度是強是弱，是容易被干擾，還是不容易被影響。

淨化自我

　　方才在淨化空間時，我們做了淨化之水，用手指去沾那杯水，用哪根手指都無所謂，接著，先沿著肚臍的周圍畫一圈，再在眉心輪的地方畫一個圈，畫完兩個圈之後，手呈蓮花手印，從肚臍沿著身體軀幹往上延伸時，就可以進行禱詞：「親愛的觀世音菩薩，我祈請您的降臨，請您用您的能量幫助我，淨化我的負能量或是外靈。」手印移動的速度，可以隨著自己的頻率調整，最後蓮花手印落在頭頂上方、正中間之處。

　　停在頭頂的蓮花手印，此時的手腕不論微張、或是閉合，以個人的舒適為主。此時，請用意念灌注自己，觀想一道淡紅色的光芒從天而降，穿越蓮花手印之後，如同灌頂一般傳輸到自己的體內，一直線的清洗自己的七道脈輪。接著，這淡紅色的光，從體內開始擴散到整個身體，甚至你的每寸肌膚。在

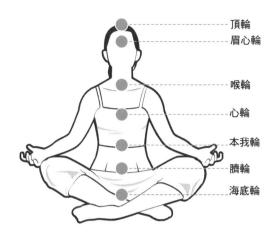

頂輪
眉心輪

喉輪

心輪

本我輪
臍輪
海底輪

進行「淨化自我」的時候,有的人會隱約覺得這淡紅色能量在某個地方開始亂竄,或者在某個部位或脹、或滾、或發熱的感覺,那就代表你某個部位的負能量過多或是卡到、堵塞。當能量開始運作、移動,你感覺身體沒有任何異狀,心情也非常的平靜,那就代表淨化完畢。

準備接收能量

前面都準備就緒之後,接下來,要準備接收能量了。

請將蓮花手印放在你的頭頂正上方，然後在頭頂四處游移，你會感受到某一個點可能會麻麻的、或是熱熱的、或是脹脹的，這個位置就是我們俗稱的天線接收點。當你找到天線接收點之後，請將蓮花手印打開，並且念禱詞：「親愛的觀世音菩薩，我祈請您的降臨，請您用您的能量，幫我打通我的接收器，讓我可以接收到正確的能量。」你必須專注的觀想紅色的光聚集在手上，想像菩薩的紅色能量從天降下，並且聚集在你的手印中。接著同時想像自己打開了天靈蓋，並且將自己的天線擴張出去。

當你覺得你的接收管道暢通了，再將你的手收回到頭頂，變回原來的蓮花手印。此時，請感受你的食指、中指、無名指，是否有麻麻的感覺，或是如電流般在竄動的感覺。如果有的話，代表你已經成功暢通了你的頂輪。

頂輪通道打開之後，接著我們要打開眉心輪。

這時候，請將蓮花手印從頭頂移動到眉心
輪的地方，在手印中兩指相連的大拇指，在
此時要正確放到眉心輪的位置（如附圖）。
然後，用大拇指的指甲，從眉心往兩側眉毛
的方向滑撥開來。以我得知的狀況來說，一
開始大拇指在撥眉心的時候，可能沒有感
覺，可是一旦打通之後，大拇指的指甲會開
始覺得有特別的感覺，像是熱熱的、麻麻的、
脹脹的，或是感覺眉心有異物輕微刺入的感
覺，這就代表你的頂輪和眉心輪都已經打
開、並且連結了。

連結之後，請將蓮花手印從眉心輪移往肚
臍的前方，接著我們要疏通臍輪。將蓮花手
印從眉心輪移往肚臍，並且在肚臍周圍游

移，觀想肚臍前方的阻礙以及周圍的通道，全部被打開。當你手指開開始發熱、發脹，有異物感刺入肚臍的時候，那就代表臍輪的通道暢通了。暢通之後，請將雙手貼著肚臍，感受手的能量是否灌入肚臍。

在開啟通暢這三處輪脈的時候，建議可以念禱詞：「親愛的觀世音菩薩，我祈請您的降臨，請您用您的能量幫我打通我的頂輪／眉心輪／臍輪、天線和敏感度，讓我可以接受高我的能量、調整自我的能量。」

當你的頂輪、眉心輪、臍輪都通暢之後，能量才有辦法傳遞到全身，你的敏感度就會增加，也才能夠開始接收能量。

在準備接收能量的過程中，每個人的反應可能都不太一樣。

人本來就是有能量的個體，但是人的能量通常不會太多，尤其當健康狀況不太好、身體虛弱，身體越差、能量自然就越弱。所以，我們才要學習去接收好的能量、或是強大的能量，藉此幫助自己做更多的事情，或是藉

此去幫助別人。

像我之前有個客人，她身體很虛，不管怎麼睡永遠睡不飽，身體總是覺得疲累，清醒的時候也覺得精神萎靡、頭重腳輕，甚至連工作時，都會心不在焉、頭昏腦脹。她來找我學習接收能量之後，身體開始變得不同。她剛開始接收能量時，可能因為本來虛弱的身體突然開始接收好的能量，前十分鐘會覺得心跳加快、很像心悸的情況，過了十幾分鐘，她調整好呼吸、習慣之後，就開始覺得精神比較振奮。到了第三次課程之後，她說以前常常覺得恍惚的情況改善了，覺得思緒比較可以集中了。

所以，當你接收好的能量進來，驅除壞的能量，自然而然會神清氣爽，對你來說，都是幫助。

⇨ 可能出現的問題與解決方式

● 如何能確認輪眼正確打開？

　　如果你想確認你的輪眼有沒有正確打開？我們可以做一個小測驗：

　　以眉心輪為例：

　　請將雙手的食指，分別放在雙耳上方2.5公分到3公分高之處，然後把專注力放在食指和耳朵未接連的空間，即使手指沒有接觸到皮膚，你的耳朵一樣會有觸感，這就表示你成功了。

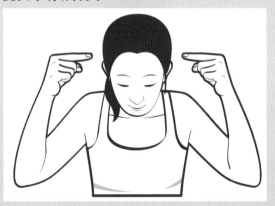

　　測驗的時候，一樣可以念禱詞：「親愛的

觀世音菩薩，我祈請您的降臨，請您用您的能量幫我打通我的天線和敏感度，讓我可以接受高我的能量、調整自我的能量。」

此外，關於蓮花手印的手腕到底是要張開？還是要閉合？對於初學者來說，這的確是容易混淆的事情。請記住，當你是要承載能量時，手腕都要相靠攏在一起；如果是要想像光束般的能量，灌入體內時，手腕才需要打開。

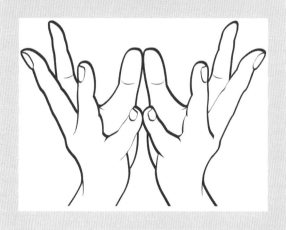

第二道門
擴張你的接收天線

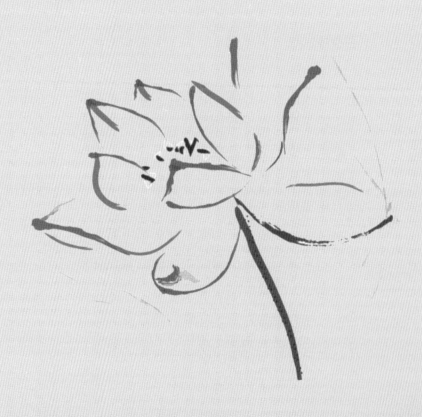

第二道門
擴張你的接收天線

清除雜念

　　一個人如果容易胡思亂想，在醫學上，代表交感神經和副交感神經的切換卡住了。你可能沒幹嘛，或是身體很累躺在床上，但是腦袋依舊轉來轉去，腦海常常會竄出一些想法，無法控制。

　　如果這些想法是正面的，當然無所謂；可是，如果這些想法是負面的，這些雜念就會影響你的人際關係還有處事方式。例如，當學生負面的雜念太多，念書的時候就無法專心，影響學習的態度和成果；當車主開車不專心，就很容易恍神，一個不小心就會發生

車禍；情侶之間沒有信任感，懷疑對方是不是出軌，感情就很難順遂。當負面的雜念不斷產生，有些看似雞毛蒜皮的小事，長久累積之下，都足以影響一個人出錯，發生不可補救的遺憾。

就像是一個杯子裝滿了髒水，如果沒有把髒水倒掉，即使注入清水，這杯水始終很難清澈。因此，透過能量法清除負面的雜念，就算正面的能量還沒灌注到你的體內，也很快就能體會到你比過去更快樂、更開心，當別人接觸你時，他也會感到快樂、開心，自然就會喜歡和你相處，也可以間接提高你的人緣、加強你的貴人運。

在清除雜念的時候，請挑一個安靜的地方，躺著、坐著都可以，然後請將雙手放在額頭上方，並且誠心的念出禱詞：「親愛的觀世音菩薩，我祈請您的降臨，請您將能量灌注到我的雙手，幫助我清除我腦中所有的雜念，讓我可以更清楚的接受能量。」念完禱詞之後，請將你的兩個手掌都貼在額頭上

方，右手掌往右邊、左手掌往左邊，雙手分別將菩薩的紅色光芒從眉心往太陽穴的兩邊推開，就像是把雜念從腦袋中撥出去。如果覺得不夠、想要清除得更徹底，再把雙手的手掌由眉心往頭頂上撥、或是從眉心往臉下撥。在撥的同時，你必須專注你的意念，想像雜念被推移開來。

　我有個個案，他想考國考，不管怎樣就是考不上。他說他常常在念書、背書的時候，突然跑出其他想法，或是突然想要做別的事情，注意力無法集中。後來他學習清除雜念，之後就考上了。他跟我分享，他清除雜念之後，不只注意力提高，連帶也提升記憶力，讓他最開心的，是遇到壓力就東想西想的情況也改善不少。

擴張天線與接收器

　有些人因為敏感度不高或是直覺力比較差，所以才要擴張自己的天線來強化接收訊

號的功能，讓自己更能連結到宇宙的能量或是聖靈的能量。但是，在你要進行擴張天線與接收器之前，一定要先做淨化空間、淨化自己、去除雜念等等工作，不然可能會接收到不好的能量，導致自己心情鬱悶、倒楣、破財、受傷、發生意外之類的。

當你想要擴張天線、接受訊息，這時候，我們一樣是用蓮花手印。先將手印放在你的肚臍前，請將注意力放在雙手上，慢慢從肚臍沿著身體軀幹往上延伸，速度可以隨著自己的頻率，最後手印落在頭頂之處。此時，請你開始念禱詞：「親愛的觀世音菩薩，我祈請您的降臨，請您幫助我，讓我可以更加擴張我的接受天線和通道，讓我可以更加接收到您的指引和能量，幫助我完成我接下來要做的工作。」然後觀想觀世音菩薩賜予你的紅色光能量，緩緩的灌滿了你的雙手。

念完禱詞之後，請將頭頂上的蓮花手印倒過來，然後將原本合併在一起的手腕向外打開，手臂從頭頂往兩側伸展伸直，直到雙手

平行呈現 180 度的水平狀態，手心轉為向下，過了幾秒鐘，將兩側的雙手同時向自己的正前方靠攏，手臂依舊打直，但是手心由向下轉為向前，之後再一次做出蓮花手印。此時的蓮花手印可以依照你的直覺，向上、下、左、右擺動，這時候的樣子就像是伸直的天線，要向四周接受訊息一樣。

　　每當你在擴張天線的同時，你必須專注的觀想，感受你的天線被開啟、被暢通，才能夠接收無阻礙。

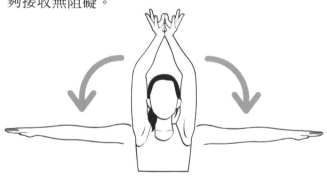

　　我有個客戶，他就是沒有淨化空間、也沒有淨化自己，忽略所有淨化的程序，就直接擴張自己的接受天線，結果接收到都是負面的訊號和雜訊，漸漸的，他總是覺得心情沉

重、睡不著，久而久之累積成了憂鬱症的徵
兆。由於他不斷使用錯誤的方式擴張天線、
接收資訊，甚至幾乎到了走火入魔的地步，
病情也因此加重，醫生還因此開了強效安眠
藥幫助他入睡。

　　直到有一天他來找我求助，才跟我說他平
常都好好的，都是開啟天線之後才會失眠，
屢試不爽。後來，我幫他淨化房間，還幫他
做了護身符，經過一陣子他才慢慢好轉。經
過淨化之後，他重新依序擴張天線，整個人
的心緒也慢慢由負轉正。經過這個教訓，他
才完全明白要接受能量之前，一定要完整做
好淨化程序，再也不敢擅自取巧。

正確接收外來能量與訊息

如果你接受到不好的能量，一定會對自己產生影響，時間越久，影響越大。這個影響不只是健康，還有人際、感情、事業都一定會有影響，而且這種雜訊或是負能量不只是影響你個人，還會連帶影響與你有關的人，更嚴重的甚至會影響全方面，它會讓你感情不順、跟同事相處不順、跟客戶往來也不順。所以，一定要先完成淨化，才能接受到正確的訊息，讓自己的生活越來越走向光明。

你可能會好奇：「我怎麼知道這個能量或是訊息，是正確的？還是錯誤的？」我的經驗告訴我，只要是正確的能量，帶來的訊息一定是偏正向的。

例如，你不會接受到「這樣不要啦、這樣不好……」否定式的訊息，因為你通常會接受到的是正向的訊息，勸導你往正向的方向前進。或許你會感受到像是「趕快走、趕快

080

離開這裡」這種有警告意味的訊息，但依舊是正向的訊息。

「正向的訊息」就是當你接收的時候，不會感受到不舒服、也不會感覺到害怕，反而會覺得有動力、有振作、有熱忱等等正面的感受，而且敏感度強的人，還會覺得熱熱的。如果是接收到比較不正確的訊息，你會產生緊張感、低落感，或是頭暈、想吐、發冷、冒汗、耳鳴、臉部抽搐等等症狀，這就是不正確的訊息。

清除增強敏感度的一切阻礙

當你覺得哪個地方的敏感度發生了阻礙現象，如同上述，就是使用蓮花手印，沿著脈輪由下而上開始打通。萬一你覺得沒有辦法打通的話，就代表你要常常去做、必須持之以恆的連續治療，這樣才會暢通。

首先，請將雙手呈現蓮花手印，接收能量，想像觀世音菩薩的紅色光芒盛滿在手中，並

且將手上的紅色能量放在需打通的脈輪前方，接著念禱詞：「親愛的觀世音菩薩，我祈請您的降臨，請您用您的能量，幫我打通我脈輪中的阻塞，讓我可以增強敏感度，接收到更多、更正確的訊息。」此時，你必須專注的觀想紅色的光聚集在手上，想像菩薩的紅色能量聚集在你的手印中，並且感受紅色的能量，逐漸傳遞到脈輪之中，最後這股紅色能量衝破了所有黑色的阻塞，讓這些阻塞煙消雲散。

可能你本身敏感度是非常的弱，所以沒有辦法那麼快就打通，這時候，可以配合禱詞，加強自己的信念能量：「親愛的觀世音菩薩，我祈請您的降臨，請您幫助我，清除我一切阻礙，讓我的敏感度增強。」大約要連續做個兩、三個禮拜，才會開始產生通暢的跡象。

每日增強敏感度練習

1. 靈視力的增強

如果想要增加靈視力，青金石是一個重要的媒介，因為青金石向來被視為充滿靈性的天然石，也是可以幫助我們開啟靈視力的寶石，所以，在進行增強靈視力時，青金石是不可或缺的關鍵。

在進行增強靈視力時，請將蓮花手印放在頂輪，此時蓮花手印的手腕是相靠著的。接著，開始念禱詞：「親愛的觀世音菩薩，我祈請您的降臨，請您將增強靈視力的能量，放進我的雙手中，並且可以提升我的靈視力，讓我看清楚更多的能量。」然後觀想觀世音菩薩賜予你的紅色光芒能量，緩緩灌滿了你的雙手。

當你感覺能量盛滿的時候，請將手印緩緩降到胸口，然後雙手合掌，手掌呈弓形、手指併攏，觀想自己將手中的能量包起來、毫無遺漏。接著，觀想能量進入自己的右手，

左手同時取用青金石，並且將青金石握在手中。之後，右手再覆蓋自己的右眼上。請記住，當手覆蓋眼睛時，手掌呈弓形、手指併攏，不要壓迫到眼球。

被覆蓋的眼睛，可以睜開、也可閉著，以自己的舒適度為準即可。以我個人的習慣，我會閉上雙眼，即使右眼被覆蓋住，但是因為有能量覆蓋在右眼上，所以，即使我閉上眼睛，我依舊可以感受到，兩隻眼睛看出去的顏色是不一樣的。

當你手握青金石的時候，必須觀想自己開啟了青金石的能量，而這股藍色能量會開始傳遞，一路從左手掌傳遞到左手腕、左手肘、左肩膀，再到右肩膀、右手肘、右手腕、右手掌，最後傳遞到右眼，與觀世音菩薩的紅色能量融合為紫色。

能量傳遞之後，請再觀想自己的右手，已經充滿這股紫色能量，而這股紫色能量就是可以開啟你的靈視力的鑰匙。然後，加強自己的意念和意象，開始念禱詞：「親愛的觀

世音菩薩，我祈請您的降臨，請您開啟我的靈視力，讓我看清楚更多的能量和顏色。」

當右眼結束之後，再換到左眼，觀想這股紫色能量灌入你的左眼。記得手掌依舊呈弓形、手指併攏，不要壓到眼球。然後，開始念禱詞：「親愛的觀世音菩薩，我祈請您的降臨，請您開啟我的靈視力，讓我看清楚更多的能量和顏色。」當你覺得可以了，就可以結束。

以我的經驗來說，有些人因為敏感度較低，不會一做開啟／增強靈視力的步驟就可以馬上看到異世界的外靈、神明，或是我們俗稱的阿飄。這個功課一定是日積月累，等到自己的敏感度越來越強時，才感受得到。初學者的靈視力，可能只會感受到不一樣的色彩，或是霧化的氣體、形體，要每天循序漸進的練習，才會有穩定的感受。

2. 靈知力的增強

在進行增強靈知力的時候，我們要開啟松果體和第三眼，才有辦法打開或增強靈知力。而青金石在這裡依舊扮演重要的角色，仍是不可或缺的必備品。

進行增強靈知力時，如同前面「增強靈視力」的步驟一樣。首先，請將蓮花手印放在頂輪，此時蓮花手印的手腕是相靠著的。接著，開始念禱詞：「親愛的觀世音菩薩，我祈請您的降臨，請您將增強靈知力的能量，放進我的雙手中，並且可以提升我的靈知力，讓我可以理解更多、更清楚的能量。」

當你感覺能量盛滿的時候，請將手印緩緩降到胸口，然後雙手合掌，手掌呈弓形、手指併攏，觀想自己將手中的能量包起來。接著，一方面觀想能量進入自己的右手，另一方面左手將青金石握在手中。當你手握青金石的時候，必須觀想自己開啟了青金石的能量，而這股藍色能量會開始傳遞，一路從左手掌傳遞到左手腕、左手肘、左肩膀，再到

右肩膀、右手肘、右手腕、右手掌，最後傳
遞到右眼，與觀世音菩薩的紅色能量融合為
紫色。

請再觀想自己的右手，已經充滿這股紫色
能量，而能量從手掌游移到指尖，並且聚集
到食指上。此時，請將手握拳，只伸出食指、
指尖朝天，變成「１」的手勢，然後將食指
輕觸你的眉心輪，雙眼微閉，去感受這股紫
色能量進入了你的眉心輪。

過了一會兒，你會感受到即使雙眼閉上，
你依舊可以從意念中看到不一樣的顏色，這
代表你的第三眼已經被指導靈觸碰。接著，
你會感覺到這股紫色能量從眉心被推入頭
部，有些敏感度較高的人會開始覺得有點
暈，請不要緊張，記得放輕鬆、調整呼吸。
慢慢的，你會感受到眉心附近的部位會有一
個被輕微撞擊、似乎是卡住的感覺，這大約
就是俗稱「第三眼」的位置。「第三眼」的
位置，不一定是在眉心正中間，也許偏左眉、
也許偏右眉，但是都在眉心附近，不會距離

087

太遠。

　找到第三眼之後，請把注意力放在第三眼，再觀想松果體的形狀。而每個人的松果體也長得不太一樣，有的人是閉合、有的是微開、有的人是盛開。如果你觀想到的松果體是閉合的，請用意念將松果體打開。假設松果體像合掌的雙手，手指併攏、手掌呈弓形，這樣的閉合就像花苞一樣，那麼我們要將花苞開啟，變成盛開的模樣。當你將松果體打開之後，才能夠接收高我要告訴你的訊息。

　開啟松果體之後，接著要開啟第三眼。請依舊維持「１」的手勢，右手食指一樣還是指在你的第三眼。在此同時，請用左手拿取青金石，然後你會感受到第三眼有被碰撞、碰觸的感覺，接著，把注意放在右手手指和第三眼上，運用右手指的能量把第三眼打開。這時候，你也會感覺到第三眼像花苞一樣綻放開來。當松果體和第三眼都被開啟成功之後，就代表你打開了自己的靈知力。

　　想要增強自己的靈知力，最好每天練習。因為有些人的靈知力平常是關閉著，你只是透過指導靈的能量將它開啟，但是沒有天天練習、不常開啟運用的話，靈知力還是會閉合起來。當靈知力常常被開啟、被運用，久而久之，靈知力就會維持開啟的狀態。

　　特別要提醒的是：當你在開啟靈視力、靈知力……這些靈感力的啟動之前，一定要先淨化自己、做安全結界，開啟防護罩保護自己，以避免外靈的騷擾。

⇨ 可能出現的問題與解決方式

● 為什麼要不斷的觀想？

對於初學者來說，先練習想像與觀想是很重要的一件事。

想像的目的，是讓初學者把意識打開，沒有觀想、沒有想像，腦中意識就無法開啟。當你要去意識一樣原本不知道的東西，必須先去認知它的存在，所以，初學者一開始一定要想像，這步驟不能省略，少了這一步，能量法就不會成功。

當你習慣之後，做到後面很熟了，連刻意的想像都不用，因為這已經變成你的習慣了！

有些初學者缺乏想像力，會需要花一點時間觀想；有的初學者，想像力豐富，很快就可以想像出一種形體。我曾經遇過想像力很差的人，真的死活想不出紅色光長什麼樣子！但是，希望你不要氣餒，因為每個人的天賦本來就不同，即使是比較鈍

感的初學者，只要花時間常常去看著紅
色，再想像紅色光能量，循序漸進的練習，
就會熟能生巧了！

● 禱詞和步驟很多，記不住怎麼辦？

其實每個能量法都是有些順序的，通常
就是做出手印、祈請能量、將能量放在手
印中、念禱詞、想像紅色能量注入，主要
的步驟大約是這些，做久就熟悉了。而禱
詞的部分，稱呼要對、敬語要有、維持禮
貌，每一次的祈請一定要記得念禱詞！至
於禱詞的內容並不需要硬背，比較重要的
是，在實行能量法時，一定要專注、誠心，
並且按部就班，越誠心、越專注、意志力
越強烈的禱詞和過程，它的功效絕對勝過
囫圇吞棗、草率了事。

第三道門
如何與高頻能量互動？

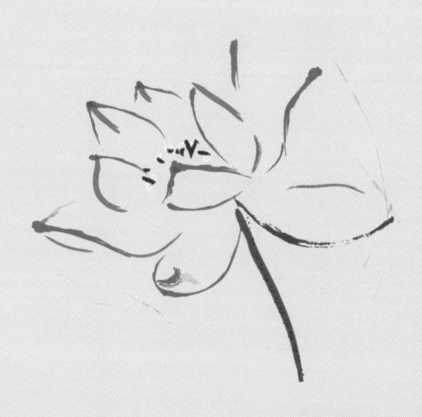

第三道門
如何與高頻能量
互動？

與你的指導靈初見面

指導靈是可以給你很多啟示和啟發的，當你遇到困境或瓶頸的時候，祂會給你啟發、靈感或是建議，告訴你該怎麼做。當你遵循祂的指示，就會讓你有個圓滿的結局。

以我為例，一開始做塔羅牌的時候，我的月收入很普通，月入三、四萬，當時的我，覺得很滿意！因為，我沒有學歷、也沒有工作經驗，也沒有高收入的夢想，生活綽綽有餘，我對自己的生活已經很滿足。沒想到有一天，我連結到我的指導靈之後，祂告訴我：「你可以朝著能量類或是魔法類的方向

前進。」可是我告訴祂：「我沒有學歷，我什麼都不會。」然後，祂說：「你先走出第一步就對了。」我當時覺得怎麼可能，我連第一步是什麼都不知道！但是，祂卻告訴我：「不要害怕，你過幾天就知道了。」

到了第三天晚上，我做了一個夢，夢境是什麼我不太記得，但是我突然半夜醒來，突然有個靈感，我忍著睡意趕緊用紙筆記下來，接著又睡著了。醒來之後，看了紙條也看不懂自己寫這些要做什麼？我只知道我寫了植物的名字。後來有一天，我經過販售精油的店，我突然聯想到紙條，結果，我很直覺的把紙條上的精油全部買下來。

當晚，我又做夢了，夢裡出現精油和植物結合，這樣的配方會出現什麼效果？我起床之後，在半信半疑又帶點興奮的心情下，開始以這樣的配方試做蠟燭，還把自己做的蠟燭拿給朋友試看看，結果朋友都很讚賞、還說有效，讓我信心大增，也就這樣開啟我踏入能量世界的第一步。

所以，當每個人去接觸到自己的指導靈之後，祂就會告訴你該怎麼做、怎麼走，你只要敞開心胸去感受、接受，祂將會帶給你好的結果。

那麼，該如何和自己的指導靈做第一次接觸呢？

首先，我們先使用第一道門所教導的「尋找指導靈」的方式。當你與指導靈產生共振，覺得找到祂的時候，請不要緊張，因為祂早已對你很熟悉，只是你沒有察覺到祂的存在；或者是你早已察覺到祂的存在，卻從未與祂見面而已。你只需要把祂當成是你的老朋友，因為祂其實一直在你身邊保護你。

當你想和指導靈加深連結的時候，你可以對祂提問。有人感覺不到祂的性別，就會好奇的問：「請問你是男生？還是女生？」但是，也有人會有意念，可以很直覺知道祂的性別、甚至是形體的輪廓。我有個個案的經驗，祂的指導靈是直接在他的腦海出現「男生」兩個字。所以，每個人的經驗不一樣，

所展現出的情境也都不一樣，而這樣的體現，也取決於你對於哪個部位的靈感比較強烈有關。

前面有提到，每個人的體現和感受不同，所以當你跟指導靈融合的時候，感受也不盡相同。雖然我們是從心臟接受能量，可是當能量開始在體內擴散的時候，有的人感覺是從心臟往四肢移動，有的人卻是覺得頭部感受到熱脹，當你有這些感受的時候，不要緊張，只要輕鬆的接受這股能量在體內流動。

與你的指導靈加深連結

如果想要和你的指導靈加深連結，那就一定要「提高互動」。

就如同朋友之間，常常有正面的聯繫一定可以加深彼此的感情。所以，當你想要和指導靈加深連結，最好的方式就是天天跟祂見面，不論是對祂提問、還是傾訴，常常有交流就可以讓連結越來越深入。

提高互動可以加深你和指導靈的連結，再加上「蓮花手印」，就更有強化的效果！

所以，當你感覺到祂或是知道祂、見到祂時，除了溝通說話之外，你可以在心輪做出蓮花手印。請注意蓮花手印的手腕通道是開通的，然後把雙手手腕靠在心輪，其他手指向前綻放並且念出禱詞：「親愛的觀世音菩薩，我祈請您的降臨，請您幫助我，加深我與我的指導靈的連結，讓我可以更全心全意的相信我的指導靈；也讓我的指導靈，能夠正確的傳遞訊息給我。」

此時，我們可以從食指、中指、無名指中間的通道，觀想觀世音菩薩賜予你的紅色光能量照射進來，導入我們的心臟裡面。之後，在把雙手平放在自己的心臟上面，觀想自己已經將這能量接收下來、並且封印在心輪裡面。此時，你可以感受指導靈的這股能量，從心臟往你的體內擴散，並且緩緩跟你的身體合而為一。

請求你的指導靈給予幫助

當你【與指導靈初見面】和【加深與指導靈的連結】都順暢無虞的時候，你才有辦法向指導靈請求協助。所以，如果時間允許，最好每天依序練習。因為，當你跟你的指導靈連結越深、關係越緊密，祂越能給你更多清晰的指示、更正確的幫助。

當你遇到問題、或是面臨困難的時候，你需要向指導靈請求協助時，請將你的雙手交疊平放、蓋在你的心輪上，然後請開始回想當指導靈與你合而為一的那個情境和能量，再透過意念去尋找自己深層的內在能量，當你覺得找到的時候，就可以進行對話、請求協助：「我親愛的指導靈，我祈請您的幫助，希望您可以幫助我突破難關…」之類的話，把自己面臨的問題和困難，完整的向指導靈說出來。

當你的雙手覆蓋在心輪上、同時說出請求時，有的人可能會覺得觸碰心輪的雙手慢慢

發熱、發脹、心跳聲變大之類的徵兆，代表你的
指導靈正在回應你，祂聽到了你的呼救和請求了。

⇨ 可能出現的問題與解決方式

● 若沒有出現訊息或是任何感覺時該怎麼辦？

首先，你要先放鬆心情，並且保持平靜，如果太過緊張的話，你只會感受到被一片漆黑包圍。如果你覺得已經放鬆、心情也很平靜，仍然沒有出現訊息，那就表示你的敏感度太低。

如果以上兩種情況都沒有出現訊息、或是沒有任何感應，請先整理思緒、調整呼吸、重新放鬆，再重試一次。如果一天當中呼請了三、四次指導靈卻沒有成功，那你的敏感度真的是非常低，請多提高「每日增強敏感度」的練習，才有辦法提升自己和能量的互動。

● 會不會一切都是我的幻覺，或是想像出來的？

當你進入靈性的空間時，不會出現奇怪的幻覺或是想像，即便你刻意去想像不應該出現的東西時，也是想像不出來的。所以，當你真正進入這個靈性空間時，你只要試著相信、接收，而不是否決、質疑；當你越出現拒絕的態度時，指導靈就離你越來越遠，連結就會越來越弱。

● 與我互動的真的就是高頻能量嗎？

當你第一次跟指導靈見面或是對話的時候，是不是充滿了平靜、舒暢或是喜悅的感覺？或是讓你覺得放鬆、沒有壓力？如果是的話，那這就是高頻能量。

萬一你發生緊張、害怕、頭暈、噁心、想吐等等任何令人不悅的異狀，那就是

低頻能量。如果一開始在做淨化空間、安全結界的時候，有完全做好的話，那些低頻能量是進不來的；換句話說，如果低頻能量會進來，代表淨化空間、安全結界發生失誤，這兩個部分一定要特別注意。

● 我已接收、感知到訊息，但是我不確定有沒有誤解？

如果你不確定意思，那就要重複、詳細的再確認。你的詢問可以像是：「您是不是希望我怎麼做？如果是的話，請您在五秒之內給我一個訊息。」有時候，這個訊息出現的方式像是短暫輕微的耳鳴、抽筋、觸碰，甚至是物品掉落，這就代表你的指導靈釋出「對、沒錯、就是做」之類的肯定訊息。

● 跟祂們互動會不會造成我自身任何安全問題？

　　指導靈在來到這個世界之後，就一直守護在人類周圍，如果在互動的同時會產生危險，那這一定不是正面的指導靈，而是低頻的外靈。指導靈是為了幫助你而存在，所以不會有安全上的問題。

第三道門
如何與高頻能量互動？

第四道門
自我提升

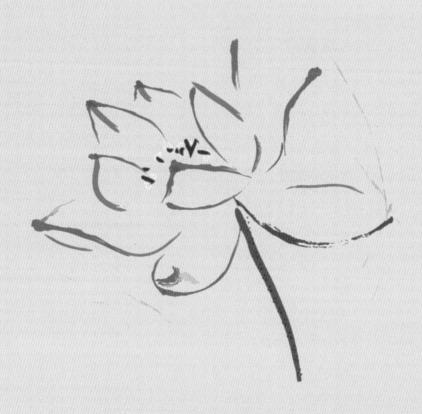

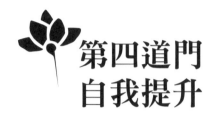

第四道門
自我提升

人緣提升

　　想想看，別人給你的評價是開朗外向？還是害羞內向？是不是大家要聚會的時候，都會熱情邀約你？還是把你摒除在外？當「人脈就是錢脈」時，沒有朋友、沒有人緣似乎在社會上很難立足？

　　如果你想提升別人對你的好感度，就請試試「人緣提升能量法」，讓它增進你的好人緣。

　　請將蓮花手印放在頭頂上方大約 15 公分的地方，此時蓮花手印的手腕是相靠著的，就好像是一個碗、一個容器。接著，開始念

禱詞：「親愛的觀世音菩薩，我祈請您的降臨，請您將您的能量借給我，並且放在我的雙手上。」然後，想像紅色的光芒從天而降，並且灌注在自己的手上，溢滿雙手。過一會兒，手印盛滿能量之後，再慢慢從頭頂上下降到喉輪。此時，觀世音菩薩的紅色能量和喉輪的藍色能量結合，在兩股能量融合成紫色的同時，你可以再念禱詞：「藉由觀世音菩薩的能量，開啟我的喉輪，並且平衡我的喉輪，讓我和他人的溝通可以更和諧、更圓滿。」

等你覺得差不多的時候，請把蓮花手印放到你的胸前，也就是心輪的位置。禱詞：「藉由觀世音菩薩的能量，與我心輪的綠色能量融合。」然後想像這兩股能量融合之後，再繼續禱詞：「藉由觀世音菩薩的能量，開啟我的心輪，並且平衡我的心輪，讓我可以敞開心胸、輕鬆的面對所有的人、事、物。」

心輪完成之後，我們再繼續胃部附近太陽神經叢的部分，一樣也是要念禱詞：「藉由

觀世音菩薩的能量，與我太陽神經叢的黃色能量融合。」然後，想像紅色的光融合到黃色的光裡，再繼續禱詞：「藉由觀世音菩薩的能量，融合我的太陽神經叢，祈求提升我的自信，和大家自在的相處。」或者禱詞可以變成是：「藉由觀世音菩薩的能量，融合我的太陽神經叢，請移除我過於自私的部分、調整我的心性，讓大家更接受我。」

由於太陽神經叢掌管的是自信，所以，缺乏自信或是過度自信，對於人緣的好壞都有直接的影響，因此，你可以衡量你的情況，來選擇適合你的禱詞，會比較妥善。

頂輪、喉輪、心輪、太陽神經叢陸續完成之後，再來到臍輪。

這時候可以念禱詞：「藉由觀世音菩薩的能量，與我臍輪的橘色能量融合。」然後，感覺紅色的光融合到橘色的光裡，這時候，你可以想像一條橘紅色的臍帶，慢慢的從肚臍延伸出來，並且延伸到你想要擁有關聯的對象、團體。這時候可以念禱詞：「藉由觀

世音菩薩的能量，將紅色的光融合到我臍輪橘色的光，並且形成一條橘紅色的臍帶，延伸到某某某（人名或團體）身上，並且希望這個臍帶，讓我與某某某產生更好的連結、相處更融洽。」

在每一次的融合，你必須去想像融合後的顏色。例如：觀世音菩薩的紅光和喉輪的藍光結合之後，會融合出紫光。其他，依此類推。

財運提升

如同「提升人緣」的第一個步驟一樣，首先，請將蓮花手印放在頭頂上方大約 15 公分的地方，跟剛才一樣，此時蓮花手印的手腕是相靠著的，就好像是一個碗、一個容器，接著，開始念禱詞：「親愛的觀世音菩薩，我祈請您的降臨，請您將提升財運的能量進入我的雙手中。」然後，你可以觀想有一股紅色的能量，溢滿自己的手印，能量的高度

大約從手腕開始湧起，直到漲滿第一指節，這個時候，你就可以把盛滿能量的手印，輕輕放在自己的頭頂上。

過了一會兒，蓮花手印的手腕先緩緩分開，想像能量之水從頭頂流下。原本盛在手印中的能量在接觸到身體後，由紅色轉為金黃色，像金沙般的從頭頂往下灌流，一路充滿全身四周，包覆住你身體的每一個部位、皮膚、毛細孔。這時候的你，可以觀想、回想一些和錢財有關的正面情況，例如：中獎、加薪……讓自己處在財運滾滾的喜悅中。

在充滿喜悅之後，你就順著財喜，從頭到腳隔空梳理自己。整個動作就是用手「隔空」從頭到肩膀、從肩膀滑過手臂，從胸前滑過腹前、從腹部滑過雙腿，正面梳理完就換背面。這些動作就很像小貓咪在順毛一般，順毛之後的毛色就會乾淨、明亮，就如同自己財運被提升之後，全身也是充滿光彩。

桃花運提升

提升桃花運和提升財運的方式很接近。此時蓮花手印的手腕是相靠著的，就好像是一個碗、一個容器，然後將手印舉到頭頂上方，大約一個拳頭的高度，接著，開始念禱詞：「親愛的觀世音菩薩，我祈請您的降臨，請您將提升桃花運的能量進入我的雙手中。」然後，你可以觀想有一股紅色的能量，溢滿自己的手印，能量的高度大約從手腕開始湧起，直到漲滿第一指節，這個時候，你就可以把盛滿能量的手印，輕輕放在自己的頭頂上。

過了一會兒，再將手腕分開，觀想觀世音菩薩的紅色能量從頭上流下時，光芒的顏色，從紅色轉變為桃紅色和淺綠色交錯的光芒灌流下來，一路充滿全身四周，充滿你身體的每一個部位、皮膚、毛細孔，並且包覆住你的全身。

就在能量灌流、包覆的同時，你可以觀想

113

自己成為了萬人迷、受人喜愛，或是和傾慕的對象交往、或是擁有一個穩定的對象……讓自己的內心，充滿這些粉紅泡泡的愛情正能量。之後，在充滿愛的情緒之下，從頭到腳梳理自己，整個動作就如同前面進行「提升財運」一樣，記得：是用手「隔空」從頭到肩膀、從肩膀滑過手臂，從胸前滑過腹前、從腹部滑過雙腿，正面梳理完就換背面，你想順哪裡就順哪裡。

突破瓶頸

進行「突破瓶頸」的步驟，和「提升桃花運」、「提升財運」的方式也很類似。

請將蓮花手印放在頭頂上方大約 15 公分的地方，此時蓮花手印的手腕是相靠著的，就好像是一個碗、一個容器。接著，開始念禱詞：「親愛的觀世音菩薩，我祈請您的降臨，請您將突破瓶頸的能量進入我的雙手中。」

然後，請觀想有一股紅色的能量，溢滿自己的手印，能量的高度大約從手腕開始湧起，直到漲滿第一指節，這個時候，就可以把盛滿能量的手印，輕輕放在自己的頭頂上。

過了一會兒，再將手腕分開，觀想觀世音菩薩的紅色能量從頭上流下時，光芒的顏色，從紅色轉變為白色和紫色交錯的光芒灌流下來，一路充滿全身四周，充滿身體的每一個部位、皮膚、毛細孔，並且包覆住你的全身。

就在能量灌流、包覆的同時，你可以觀想困擾自己的問題，從複雜變簡單、從排斥到接受、從害怕到不畏懼，當你心情放輕鬆，覺得這些問題根本不是問題，想像自己迎刃而解的成就感。

之後，在內心充滿「什麼事都難不倒你」的情緒之下，從頭到腳梳理自己，整個動作就如同前面進行「提升財運」、「提升桃花運」一樣，記得：是用手「隔空」從頭到肩膀、從肩膀滑過手臂，從胸前滑過腹前、從

腹部滑過雙腿，正面梳理完就換背面，你想
順哪裡就順哪裡。

⇨ 可能出現的問題與解決方式

● 可以直接進行第四道門的步驟嗎？

不管你是要提升人緣、提升財運、提升桃花運或是突破瓶頸，一定都要從第一道門開始，先把自己淨化乾淨、安全結界、接受能量，一整套做到第四道門才算完整，而不是只有單單進行第四道門的步驟。因為如果你沒有從第一步開始，就沒有辦法完成後面的步驟！

另外，人緣、財運、桃花運或是突破瓶頸，都和「人」有絕對的關係。如果你是屬於低敏感度的族群，建議你常常進行這些步驟，透過簡單的手法，讓能量喚醒自己在潛意識中的能力，更能提升、強化自己正面健康的心智，進而促使情商的圓融發展，才能讓「人」際關係越來越好、財運越來越旺！

第五道門
自我療癒

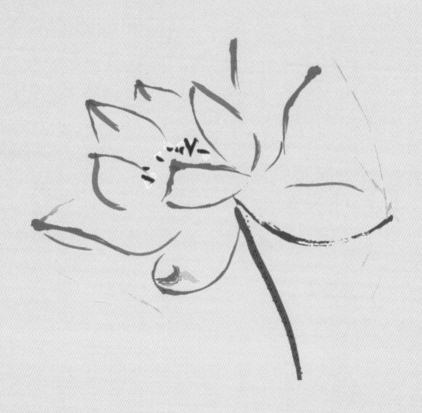

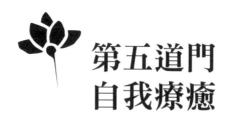

第五道門
自我療癒

一般來說，如果住宅本身是乾淨的，那就不需要特別去淨化、做安全結界，但是如果那個住宅鬧鬼、有外靈的干擾，或者是當事人本身心緒已經非常低落的時候，就會建議先做淨化。這時候做淨化的意義，前者是創造乾淨的空間，後者是要先消除當事人負面的情緒，如此一來，再做療癒的步驟，才能達到效果。

靈想療癒

當你心情低落、混亂、不安時，可以透過【靈想療癒】來放鬆、修復自己的心緒，而

【靈想療癒】由【心靈療癒】和【思想療癒】所構成,前者主要是平定心情,後者主要是淨空思緒。在做任何的療癒步驟之前,建議把【心靈療癒】和【思想療癒】這兩個依序完成,徹底淨空負面思緒,才有利於後面其他療癒步驟的進行。

首先,請將蓮花手印放在頂輪,此時蓮花手印的手腕是相靠著的。接著,開始念禱詞:「親愛的觀世音菩薩,我祈請您的降臨,請您將療癒內心的能量,放進我的雙手中。」當你感覺手上盛滿紅色能量時,再將蓮花手印放在你的胸前,繼續先前的禱詞:「請讓我使用這個能量,並且灌入我的情緒體內,平復我動盪不安的情緒。」然後,開始感受有一股溫暖的能量,緩緩進入自己的胸口。

在進行靈想療癒時,建議閉上眼睛、並且把注意力放在你的雙手,因為雙手才是灌注能量的渠道。如果你想平靜心情,請在禱詞結束時,將雙手放在胸口即可;如果你是因為思緒混亂,想要讓頭腦更清晰,請在禱詞

結束時，將雙手放在頭上，讓能量進入腦中排除負能量。

身體療癒

當你身體循環堵塞、或是某個部位需要舒緩時，在經過正確的醫療行為後，你可以再進行身體療癒的方式，透過能量循環來緩和症狀的不適。在進行身體療癒時，建議閉上眼睛、並且把注意力放在你的雙手，因為雙手才是灌注能量的渠道。

首先，請將蓮花手印放在頂輪，此時蓮花手印的手腕是相靠著的。接著，開始念禱詞：「親愛的觀世音菩薩，我祈請您的降臨，請您將療癒身體的能量，放進我的雙手中。」當你感覺手上盛滿紅色能量時，再將蓮花手印放在你需要的部位，繼續先前的禱詞：「請讓我使用這個能量，並且灌入我不適的部位，撫平痛感。」然後，開始感受有一股溫暖的能量，緩緩進入需要療癒的位置。例如

膝蓋痛，就把取得能量的雙手，覆蓋在疼痛的膝蓋上。

之後，請記得觀察自己身體後續的情況，雖然能量可以促進自癒，但還是建議在病症嚴重之前，接受專業的檢查和治療，以免延誤就醫的黃金時期。

業力療癒

人來到這個世界上，不論做什麼事、說什麼話、和別人相處發生不愉快、工作上直接或間接傷害到他人，都會產生業力。例如食品加工業者添加不健康、不合乎規定的添加物，導致食用者的健康受到損害，這就會產生業力。人時常在有意無意間，直接或間接產生業力，當業力累積到某種程度，或是累積到某個時刻，就會引爆。當業力引爆時，你可能就會發生碰撞、意外、生病……或者是感情不順、工作不順、破財等等的負面情況，不只你，甚至可能連家人也會受到影響

或牽連。

【業力療癒】能量法,可以療癒你的業力,但卻不能抹消掉你所產生的罪孽。

在做業力療癒之前,你必須先完成心靈療癒,才能做業力的清除。

心靈療癒的主軸是在平靜你的心緒,心緒平靜時,所有仇恨、怨妒的念頭和惡意會在當下消失,當你的心靈和思緒被洗滌之後,再做業力的療癒,才有辦法達到淨化的效果。

進行業力療癒時,請將蓮花手印放在頂輪,此時蓮花手印的手腕是相靠著的。接著,開始念禱詞:「親愛的觀世音菩薩,我祈請您的降臨,請您將清除業力的能量,放進我的雙手中。」當你感覺手上盛滿紅色能量時,再將你的雙手交疊,放在心輪的位置,觀想這股紅色的能量進入了你的體內之後,就可以將雙手放下。接著,請將你的右手沿著心輪的位置,以逆時針的方向開始繞行,同時,請你必須集中意念,觀想著這些

暗黑的業力，被你以逆時針的方式從體內帶出，就完成了。

增強業力的消除

當你發生的事情越嚴重，代表業力越大。例如：你只是和另一半不愉快、小吵架，這樣所產生的業力還好；如果你和對方發生肢體衝突，或者你自己、家人、親友接連發生意外、血光，代表所產生的業力很嚴重了。

當你覺得爭吵加劇，或是兩人的紛爭越演越烈、久久難以修復，就可透過「增強業力的清除」來加速業力的療癒。

首先進行【心靈療癒】和【思想療癒】兩步驟，要先讓自己的心情平穩，並且讓思路清晰之後，再進行業力清除，這樣才有效果。

完成【靈想療癒】之後，才開始進行【增強業力的清除】。請將蓮花手印放在頂輪，此時蓮花手印的手腕是相靠的。接著，開始

念禱詞：「親愛的觀世音菩薩，我祈請您的降臨，請您將清除業力的能量，放進我的雙手中。讓我不要再繼續執迷不悟，不再多做會增加業力的事情。」

當你感覺手上盛滿紅色能量，拿到能量之後，請將手指併攏、雙手交疊於心輪，感受到清除業力的紅色能量進入心輪之後，你可以繼續禱詞：「希望這個能量可以讓我的業力更加鬆動，讓我可以更簡單的清除它。」

然後，把雙手放下，再請將你的右手放在心輪的位置，隔空約 10 公分。右手沿著心輪的位置，以逆時針的方向開始繞行，同時，請你必須集中意念，觀想著這些暗黑的業力，被你以逆時針的方式從體內帶出。

同時，你的禱詞可以特別點出你想要清除和某人之間的不愉快。例如：「現在開始，我想清除我與某某某之間所存在的所有業力。」念完禱詞之後，請把想要去除業力的人、事、物、情境，在腦海中喚起，再重複一次禱詞：「現在開始，我想清除我與某某

某之間所存在的這一段業力，讓我們的溝通可以更好。」在這段過程中，右手持續不斷圍著心輪逆時針繞行，直到前一段的禱詞結束。

帶出業力之後，接著要將業力進行排放。

排放業力時，請將你的右手，緩緩向前輕鬆的伸出，手指併攏、手掌朝下、懸空在地面之上，口中可以念著禱詞：「現在開始，我希望這些業力可以順著我的手釋放出來，並且轉換成正面的能量，還給大地。」你可觀想這些暗黑的業力，已經被你的右手帶出，並且從手掌排到地上，回歸自然。

值得注意的是，有的業力產生，不是因為自己惡意、故意的行為所引起，有可能是在非惡意、無意中所引起的。

例如我有一個客戶，他的職業就是食品加工業者，後來因為業力爆表，他來尋求我的幫助。我問他：「你有沒有做什麼事情去傷害別人？」他說沒有。我又再追問他：「那你有沒有霸凌別人？或是有沒有做什麼事，

造成別人身心靈受創？」他也說沒有。經過一番追問之後，才發現他的工作雖然只是生產線的工作人員，但是他必須添加一些不健康的添加物，經由他的手間接傷害到食用者的健康，即使這不是他的本意，但是還是會累積業力。

業力引爆會產生一些不幸事件，例如：倒楣、工作運不佳、破財、口角、傷害、意外、病痛不斷、因果病等等。所以，我們要常常省思自己，同時再透過能量法來調整自己。像是「業力療癒」和「增加業力的消除」這兩個可以常常做，就算心靈或身體沒有出現任何不適，常做也可以當保養，能量旅程也可以讓自己獲得新的生機。

動物療癒

當你發現你所飼養的寵物，精神不濟懶洋洋、活動力越來越差，或許是牠的身體已經產生了些微病痛，透過「動物療癒」的方式，

利用能量促使小動物們的不適可以減緩或自癒，也可以讓小動物們獲得心靈上的撫慰。

首先，請將蓮花手印放在頂輪，此時蓮花手印的手腕是相靠的。接著，開始念禱詞：「親愛的觀世音菩薩，我祈請您的降臨，請您將療癒動物的能量，放進我的雙手中。」

當你感覺手上盛滿紅色能量，拿到能量之後，就用自己的左手放在小動物的額頭上，右手放在尾椎上，接著請開始觀想紅色的能量，分別從自己的左手和右手，灌注能量到小動物的體內，這個時候的重點，是要讓小動物緊張的情緒先獲得緩和。

當小動物們情緒緩和之後，請再把你充滿能量的雙手，覆蓋在小動物們需要療癒的部位，接著繼續禱詞：「請讓我使用這個能量，並且灌入牠不適的部位，撫平牠的痛感。」然後，觀想那紅色能量包圍那個部位，放入紓解的意念，來緩解小動物的不適感。以我為例，當我家小狗的癲癇症發作時，我也會用這樣的方式療癒安撫牠，讓我家小狗放鬆

情緒、得到舒緩。

　之後，請記得觀察動物們後續的情況，雖然能量可以促進自癒，但還是建議在病症嚴重之前，接受專業的檢查和治療，以免延誤就醫的黃金時期。

⇨ 可能出現的問題與解決方式

● 業力療癒步驟可以直接抹消業力嗎？

業力的產生和消除，是來自於自己和對方之間的善意與惡意，當雙方的惡意完全消失後，業力才會消除。

因此，我要特別提醒大家，使用「增加業力的清除」並不能將業力直接抹消掉，這主要的功能是打通和另一方溝通的渠道，多增加善意的來往，降低惡意的產生，業力就不會再增加。尤其當自己的心情平靜的時候，面對他人時，自己和對方都會感受到和氣、開心、舒服，當對方也對你充滿善意、善緣增加時，業力自然而然就會降低，如此一來，業力才能被根本消除掉。

此外，每個業力的療癒，都是指單一事件，清除完一個再清除下一個。例如：我要清除和男友的不愉快，我還要清除和客人之間的溝通障礙。在業力療癒或是增強

業力的清除，這不能同時處理兩個事件，而是一個一個處理。因此，你可以選擇你要先療癒或是清除哪一個事件，結束後再處理下一個，清除一個、排放一個，整套步驟都是一樣的。

第五道門
自我療癒

133

第六道門
感情調整

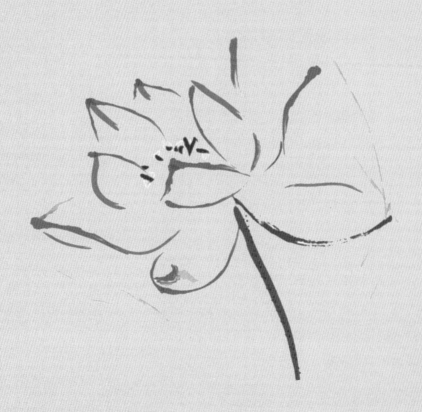

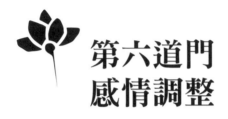

第六道門
感情調整

關係療癒與修復

　　人與人之間存在著某種緣分，越親近、關係越緊密的人，就越容易引起彼此情緒的波動，因此，當你覺得你和某人的感情需要調整，就可以使用「關係療癒與修復」，讓彼此的關係越來越和諧、越來越融洽。

　　首先，請將蓮花手印放在頂輪，此時蓮花手印的手腕是相靠的。接著，開始念禱詞：「親愛的觀世音菩薩，我祈請您的降臨，請您將療癒情感的能量、修復情感的能量，放進我的雙手中。並且讓我使用它，修復我跟某某某的關係。」當你感覺手上盛滿紅色

能量，拿到能量之後，請觀想充滿療癒能量的左手，將能量灌入自己的胸口；再觀想自己充滿療癒能量的右手，覆蓋在對方的照片上，如果沒有紙本相片，可以用手機照片取代也行。這時候，請再繼續你的禱詞：「現在開始，請修復我和某某某的關係，讓某某某對我不再反感，讓我們之間的關係更和緩。」你可觀想這療癒的能量，緩緩注入到對方的照片裡，這時候你還要去念想對方的長相，以及你和對方友善、良好的互動，千萬不要想到不愉快、不開心的過程，盡力念想正面、美好的景象。

所謂冰凍三尺非一日之寒，因此，在進行關係修復的步驟，最好是一天兩次，並且持續一直進行大約一到二週，這段關係就可以獲得揚升。

愛的提升

當你想要祈求愛情降臨，或是和對方有更緊密的結合，就可以透過「愛的提升」來增加愛的力量。但是，使用「愛的提升」能量時，一定要使用在正途上。因此，請你必須特別注意三件事：

第一，「愛的提升」的基礎是建立在兩情相悅上，如果對方對你沒有愛意，這個步驟是無法進行的。

第二，進行「愛的提升」沒有辦法讓不愛你的人，強迫對方愛上你。

第三，「愛的提升」不能用來破壞他人感情。雖然前面提及「愛的提升」是建立在兩情相悅上，但如果對方已經是情侶或是夫妻的狀態，即使你和對方曖昧中，也不能用「愛的提升」來破壞他人感情。

使用能量法破壞別人的感情，所產生的業力會比一般情況來的還要嚴重！除了業力加重之外，一旦業力引爆，所產生的情況會來

得又快又急，因此，「愛的提升」拿來用在強求感情，後果絕對是事與願違！

但是，如果是要將「愛的提升」用在自己的伴侶身上，例如：想要提升兩人平淡的感覺，或是想要更確定雙方的心意和關係，使用「愛的提升」就非常適合。

想要進行「愛的提升」，首先，請將蓮花手印放在頂輪，此時蓮花手印的手腕是相靠的。接著，開始念禱詞：「親愛的觀世音菩薩，我祈請您的降臨，請您將提升愛戀的能量，放進我的雙手中。並且讓某某某接收到這個能量之後，能夠對我的愛戀更提升、更濃烈。」

當你感覺手上盛滿紅色能量，拿到能量之後，請觀想充滿療癒能量的左手，將能量灌入自己的胸口；再觀想自己充滿療癒能量的右手，覆蓋在對方的照片上，如果沒有紙本相片，用手機照片取代也行。

值得注意的是，「修復關係」和「愛的提升」有些許不同，前者是觀想你和對方已經

有修復的連結了，後者是觀想自己的愛傳達給對方、對方的愛也回傳給自己。

愛的饋贈

「愛的饋贈」就是將自己的愛傳遞給地球上的人、動物、植物，而這股能量傳遞，是可以累積自己福報的方式。

首先，請將蓮花手印放在頂輪，此時蓮花手印的手腕是相靠的。接著，開始念禱詞：「親愛的觀世音菩薩，我祈請您的降臨，請您幫助我，將我至深的愛，全部傳遞給地球上的人、事、物。」當你感覺手上盛滿紅色能量，拿到能量之後，請將手指併攏、雙手交疊於心輪，再繼續禱詞：「希望這個愛，可以傳遞給地球上的人、事、物，讓大家都可以接收到正面的能量，讓大家的身心靈可以都更好。」這時候，你可以觀想自己愛的能量，從心輪湧出，溢滿你的雙手後，請將你的雙手緩緩向前輕鬆的伸出，手指併攏、

手掌朝下、懸空在地面之上，口中可以念著
禱詞：「現在開始，我希望這些愛可以傳遞
給地球上的人、事、物，讓這個世界可以更
好！」你可觀想這些愛的能量，已經被你的
雙手帶出，並且從手掌送到地上，滲透地
球、回歸自然。

⇨ 可能出現的問題

使用能量法破壞別人的感情，所產生的業力會比一般情況來得更嚴重。當業力引爆的時候，不一定只發生在自己的身上，很有可能導致家人受累。有些人會很天真的說：「我不怕啊！」、「我沒差啊！」、「要爆就來啊！」諸如此類的妄語，導致親近的家人們承受無妄之災。以下幾個真實案例，提供給大家分享。

● 案例分享一

　　Ａ女是個專櫃小姐，她對前男友念念不忘，一直想復合。這個前男友心思也很不定，即使已經有女友，卻又還與Ａ女持續曖昧。最後，Ａ女希望前男友可以放下現任女友，讓兩人可以復合，因此，她使用「愛的提升」來幫助自己戀情。

　　沒想到，Ａ女從施行完「愛的提升」之後，就開始工作不順，完全沒有業績，即使被調職後還常被主管約談。Ａ女甚至在搬家的時候，因為開車不注意撞上前方車輛，莫名其妙賠了八千元；還有路邊違規停車，只離開一下下，汽車就被拖吊車拖走了。Ａ女因為業績慘澹，薪資入不敷出還持續破財，這樣光怪陸離的倒楣事，持續了八個多月，都還沒有結束。

● 案例分享二

　　B女自己有婚姻，對方也有婚姻，雙方互為婚外情的對象，B女利用「愛的提升」讓婚外情對象更愛她、更離不開她。這段婚外情在兩人感情最濃郁的時候，女方和家人不斷發生車禍！B女車禍導致右手骨折，除了自己不順之外，家人也受到無形的牽連。和她很親近的阿姨，車子停在路邊無故被撞；母親和丈夫也接連遇到車禍……這些案例，都會讓我不斷提醒所有祈求緣分的男女，絕對不能使用能量破壞他人幸福來滿足自己私欲，業力引爆的後果是難以想像的。

● 案例分享三

　　C女喜歡上一個男生，利用「愛的提升」讓這個男生跟女友分手，分手兩天後就和C女在一起。而他們在一起三天後，業力就引爆了！既沒有過敏體質，也從未發生過敏現象的C女，在交往後的第三天，身體出現過敏。她在睡前就開始發癢，沒想到一覺醒來，雙腿長滿小疹子，腫得跟象腿一樣。她先去看了皮膚科、再去看風濕免疫科，經過診斷，醫生判定是因為過敏引起發炎，即使經過打針吃藥，還是奇癢無比，雙腳抓得都是痕跡，這就是業力引爆的結果。

第七道門
脈輪整合

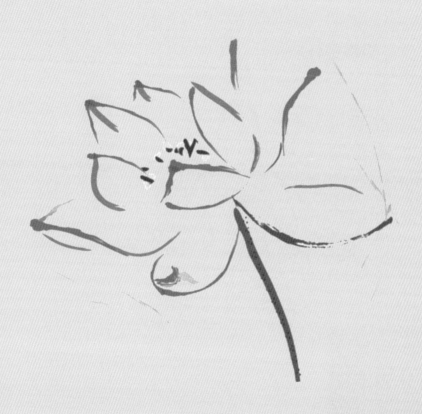

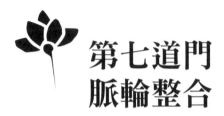

第七道門
脈輪整合

脈輪是什麼？

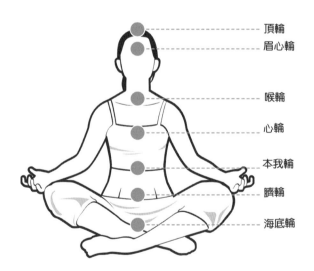

頂輪
眉心輪

喉輪

心輪

本我輪

臍輪

海底輪

脈輪的字根源自「圓」、「輪子」，在印度瑜伽的觀念中，是指分布於人體各處的能量中樞。脈輪的位置，沿著脊椎由下至上，從尾骨到頭頂共有七個脈輪。

每個脈輪掌握不同的心理層面、本能、活躍程度。一般來說，當脈輪在正常、健康的情況下，對於情緒和感覺都會發揮正面作用。但實際上，當某個脈輪呈現破損、衰疲，活躍度過強、過弱、失衡的的時候，就無法發揮作用。因此，當脈輪呈現平衡時，才是最佳狀態。

海底輪 (Root chakra)

海底輪有第一脈輪之稱，也是七大脈輪的起始點，它所展現的是明亮的火紅色，位置在會陰之處。海底輪如同是一棵大樹的樹根，這個根基孕育了生命，它掌管的能量主要與肉體有所聯繫，舉凡食衣住行、所有與生存相關的需求，都與海底輪相關，換句話說，一個人的安全感和生存感即是與海底輪

息息相關。

　如果你的海底輪過於低落、甚至沒有開啟，你很容易覺得恐懼或緊張，甚至會覺得自己處處受到排擠、不被歡迎。如果你的海底輪過度旺盛，對於物質欲望會展現出強烈的貪欲或是掠奪感，也有可能不願改變現況、只願意選擇安定。

　如果海底輪處於活躍狀態，你將覺得有種「身植大地」的感覺，你不會無緣無故懷疑他人，你會充滿著穩定感，並且對生命充滿熱情，時時刻刻覺得活在當下，盡情揮灑你的活力。

臍輪（Navel chakra）

　臍輪是第二脈輪，位在肚臍下方、骨盆腔這個區域，因此和生殖系統、泌尿系統、排泄系統相關。臍輪所展現的顏色是明亮的橘色，「回歸自我的內在核心」是臍輪的意義，因此，情緒、情欲和親密感等心理感受，都是臍輪的主要特徵，它掌管著自尊心，特別

是關於你在團體中的表現。

　　臍輪和「個人力量、意志和自尊」相連結，快樂和感官知覺更是核心特徵。當你的臍輪失去平衡，很容易陷入恐懼和悲觀，當臍輪能量被啟發、提升之後，你就有機會可以突破某個框架，和別人達到和諧，展現更好的團隊精神。

　　換句話說，當臍輪被開啟時，你會信心十足、覺得凡事都在掌握之中，因此在群體中很容易嶄露頭角；當臍輪過度活躍時，無法控制自我，流於情緒化，或是陷於情欲當中、無法自拔；當臍輪閉塞時，你會缺乏自信、感到孤立、悲觀、唯唯諾諾、無法做決策，導致在群體中難以擔當大任。

本我輪／太陽神經叢（Sacral chakra）

　　本我輪位在胸骨的正下方，是神經網絡的交會地，而這交會處被視為人類體內的煉金寶石、行動燃料，因此也被視為「力量中心」，代表色是明亮的黃色。它主要掌管自

信、理性、判斷力、共識性……一個人的人際關係如何，與本我輪的協調與否，有十足的關係。

當本我輪打開時，你會很有自信、情感表達自如，和別人打成一片；當本我輪過度活躍時，會無法放鬆，並且展現出強烈的控制欲、占有欲，追求權威或是對他人有莫名的厭惡感、具攻擊性；當本我輪閉塞、低落時，你會沒有主見、缺乏情感、面無表情，不喜歡與他人來往。

第二脈輪的臍輪掌管情感生命，左右一個人的自尊、自我價值和情緒平衡；而第三脈輪的本我輪掌管智能生命，左右自信、理性和人際關係，因此，臍輪和本我輪兩者的依存度相當高！感性與理性必須達到一個平衡，才會有健康的人格。

心輪 (Heart chakra)

心輪為第四脈輪，位置在兩胸之間，它掌管著愛、善良、慈悲以及同理心等溫暖的情

感。「愛的能量」就是心輪的核心，它是人類靈魂與大地的交會點，它所展現的顏色就是翠綠色，宛若青青草原般生生不息。

一個人的靈魂就是從心輪反應出來，人與人之間的情感交流，例如：親情、友情、愛情有多深厚，就代表這部分的心輪有多麼和諧、多麼圓滿，健康的心輪可以化解悲傷、化解憎恨，所有的經歷到了心輪都會真實呈現、無所遁藏，因為自己的心是最無從隱瞞的。

因此，當心輪被開啟時，你會充滿慈悲、寬恕、包容、友善、大方，不只人緣好、人脈充沛，更會覺得身心靈充滿豐盛、富足、不虞匱乏；當心輪閉塞、低落時，你會冷漠、不願人親近、與他人保持距離，人際關係因此疏離，甚至再也不敢愛人、也感受不到世界的美好。

喉輪（Throat chakra）

喉輪為第五脈輪，位置就在喉嚨，它掌管著喉部、嘴巴、耳朵，代表一個人的自我表達和言談能力，代表色為淺藍色。

喉輪的意義，在於「內在自我和外部世界的溝通」，換句話說，一個人是否可以出言有序，正確又圓融的表達出自己的情感和想法，而不是發生詞不達意的窘狀，就和喉輪有著極大的關聯！

當喉輪被開啟時，你將言談自如、辯才無礙、口若懸河，可以充分的表達自我；當喉輪過度活躍時，你只在意自己的言語是否宣洩出來？不給別人訴說機會。只顧著自己表達卻缺乏傾聽、甚至心口不一、酸言酸語、惡言相向，使得別人對你避之唯恐不及；當喉輪閉塞時，你會沉默寡言、內向、害羞、不願意透露真心話。

眉心輪 (Third eye chakra)

眉心輪為第六脈輪，位置在眉心之間，也就是俗稱的第三眼，代表全知全見的秘密智慧。它主要掌管直覺、洞察力、視覺化能力以及幻想力，並且展現出靛藍色或藍紫色的光芒。

眉心輪主宰著自我反射和自我了解的能力，也反映出一個人的靈性智慧，對於事件與世界的看法，會心無罣礙的打破世俗的框架。

當眉心輪被開啟時，你的直覺力會提高、天馬行空、幻想力十足；當眉心輪過於活躍，容易陷入幻想、妄想、迷信、虛無，缺乏理性思考與判斷，無法與現實生活結合。當眉心輪閉塞時，你會缺乏直覺、缺乏想像力、缺乏創造力、甚至很容易陷入迷惑。

頂輪 (Crown chakra)

頂輪為第七脈輪，位置在頭頂正上方，散發出白色或紫色光芒。當我們從第一脈輪

155

開始，一路從人體底部向上經過第六脈輪之後，最終來到第七脈輪時，這段終站就是自我所統合的意識，因此，頂輪所掌管的就是智慧、與世界融合以及更高度的通達靈性！

當頂輪被開啟時，你很容易接受資訊，對於所見的人、事、物，會傾向中立、不帶有偏見，並且覺得自己身心靈合一，活在這個世界上是有連結的、充滿意義的。

當頂輪過度活躍時，會過於熱衷追求精神世界，而忽略現實世界的需求與必要性。當頂輪閉塞時，你很容易固執，無法接受新知，對於所見的人、事、物，容易帶有成見或偏見，閉塞或破損嚴重的人，甚至會覺得自己活在這個世界上不重要、沒有意義。

修復脈輪

在進行脈輪修復的時候，請準備一枚青金石，長度大約為 10 公分左右，然後，開始祈求能量。

　　請將蓮花手印放在頂輪，此時蓮花手印的
手腕是相靠的。接著，開始念禱詞：「親愛
的觀世音菩薩，我祈請您的降臨，請您賜予
我可以修復脈輪的能量，並且將這個能量放
進我的雙手中，讓我可以修復我的脈輪。」
當你感覺能量盛滿的時候，請將雙手合掌，
手掌呈弓形、手指併攏，觀想自己將手中的
能量包起來。接著，一方面觀想能量進入自
己的左手，另一方面將青金石握在右手中，
假設你要修復自己的心輪，就請將左手放在
心輪上。此時，你可以觀想這股紅色能量從
左手緩緩灌入你的心輪，同一時刻，青金石
的藍色能量從右手沿著手臂往心輪的方向流
動，這兩股能量就在心輪會合、融為一體，
成為新的紫色能量進行修復。

　　如果想修復其他脈輪，也是如上述的方式
進行修復。

　　我們的脈輪在不當使用或是過度使用的情
況下，是會產生破損的。以我為例，我有一
次就是頂輪破掉，頂輪破掉的表現徵象就是

睡不好、睡不著、一直做夢等等，除此之外，我的腦海一直有思緒停不下來、靜不下來，甚至頭部還一直呈現脹痛的反應。當頂輪破掉時，外部的資訊和能量一直不斷干擾、刺激我的頂輪，才會造成頭部的負擔。

「靈想療癒」、「業力療癒」、「愛的饋贈」和「修復脈輪」都很適合天天進行，讓能量流動，使自己的身心靈達到修復，更能夠輕盈潔淨。

平衡脈輪

請將蓮花手印放在頂輪，此時蓮花手印的手腕是相靠的。接著，開始念禱詞：「親愛的觀世音菩薩，我祈請您的降臨，請您賜予我可以平衡修復脈輪的能量，並且將這個能量放進我的雙手中，讓我可以平衡我的脈輪。」假設你想要平衡你的心輪，當你感覺能量盛滿的時候，請將手指併攏、雙手交疊，隔空對著你的心輪，先上下平撫、再左

右橫移，最後再順時針方向繞圈，至於要做
幾次，就以自己的感受為基準。

在心輪繞圈的時候，你可以繼續念禱詞：
「現在開始，請平衡我的脈輪，讓我的脈輪
更協調。」

平衡脈輪主要是讓脈輪不要過虛或是過
強，讓它處在一個中間、平衡、和諧的狀態。
想要讓哪個脈輪達到平衡的狀態，都可以使
用這個方法。

移除脈輪阻塞

請將蓮花手印放在頂輪，此時蓮花手印的
手腕是相靠的。接著，開始念禱詞：「親
愛的觀世音菩薩，我祈請您的降臨，請您移
除我脈輪的阻礙，並且將這個能量放進我的
雙手中，可以讓我的脈輪更通順。」假設你
想移除心輪的阻塞，當你感覺能量盛滿的時
候，請將手指併攏、雙手交疊，隔空對著你
的心輪，逆時針方向繞圈，至於要做幾次，

就以自己的感受為基準。在你逆時針繞圈時，請觀想你脈輪的阻塞已經被你汲取出來，集中在你的手心當中，當你覺得已經帶出阻塞之後，接著就是要將阻塞進行排放。

排放阻塞時，請將你的右手緩緩向前輕鬆的伸出，手指併攏、手掌朝下、懸空在地面之上，口中可以念著禱詞：「現在開始，我希望這些阻塞可以順著我的手釋放出來，並且轉換成正面的能量，還給大地。」你可觀想這些暗黑的阻塞，已經被你的右手帶出，並且從手掌排到地上，回歸自然。

排除阻塞之後，在請你將雙手交疊、隔空放在心輪上，並且把注意力放在心輪當中，緩緩的把紅色能量再導進你的心輪中。這時候，有的人會覺得心輪好像被壓了一下，等到你覺得心輪都已經暢通、沒有阻塞，那就是圓滿了。

當身體出現異狀的時候，請先就醫接受專業醫療，沒有大礙之後，再進行身體自我療癒的步驟。身體療癒是透過能量，啟動身體的自癒

能力，讓身體的自癒能力可以加速運作、調理。但不能只靠能量自癒，而忽略專業的醫療。

脈輪增強

祈請能量時，請將蓮花手印放在頂輪，此時蓮花手印的手腕是相靠的。接著，開始念禱詞：「親愛的觀世音菩薩，我祈請您的降臨，請您增強我脈輪的能量，讓我的脈輪可以更健康、更加活躍，並且將這個能量放進我的雙手中，讓我可以運用這個能量來增強我的脈輪。」

當你感覺手上盛滿紅色能量，拿到能量之後，假設你是想要增強心輪，請將手指併攏、雙手交疊於心輪，並且由下往上緩緩撫托，將能量導進身體裡。同時，一邊把意念放在啟動脈輪、增強能量上，一邊做深吸和深吐。

某些人因為心輪比較虛弱，沒有辦法一次接受大量的能量，因此會產生壓迫感、喘不

過氣的情況。當發生喘不過氣或是覺得能量過強時，可以用深呼吸去調節，當你覺得舒暢了，就可以停止了。

⇨ 可能出現的問題與解決方式

● 脈輪出現破損時的徵兆

人體共有七個脈輪，每個脈輪掌管不同的職責和能力，因此，當脈輪出現破損或是失衡時，就會產生一些現象，來提醒你要自我修護了。當各部位脈輪出現破損、閉塞時，會出現哪些徵兆呢？

頂輪破損——無法停止思考，睡眠品質差、容易作夢……

眉心輪破損——覺得眉頭沉重、眉頭深鎖，敏感力強烈的人，會覺得眉心輪被遮蔽、對能量的感應力降低，腦部反應鈍化、變笨的感覺……

喉輪破損——說出來的話常常詞不達意、語無倫次、口是心非、亂講話等等⋯⋯

心輪破損——感覺心情鬱悶、心靈空虛、缺乏愛⋯⋯

臍輪破損——缺乏自信、畏懼和人有所連結或接觸⋯⋯

海底輪——生殖系統和泌尿系統變得衰弱、有異味、發炎、生病，或覺得站不穩、下半身飄飄然的感覺⋯⋯

當你認為任何脈輪受到損害時，就可以進行「脈輪修復」的步驟，將脈輪重新調整，讓脈輪回到健康的狀態。

● 移除脈輪阻塞也可以這樣應用

有人會好奇，只有脈輪才會有阻塞的困擾嗎？答案是否定的。在人體的各個部位都會發生阻塞的情況，並不是只有脈輪才會有阻塞的問題，而移除脈輪阻塞的方式，也可以應用在身體的各部位，例如手腕的通路不順暢，我們也可以透過這樣的方式打通。

首先，我們祈請能量時，請將蓮花手印放在頂輪，此時蓮花手印的手腕是相靠的。接著，開始念禱詞：「親愛的觀世音菩薩，我祈請您的降臨，請您移除我身體部位的阻礙，並且將這個能量放進我的雙手中，讓我可以調整我的身體部位更通順。」將能量導入手腕裡，再逆時鐘移除阻塞，至於要做幾次，就以自己的感受為基準。

在你逆時針繞圈時，請觀想你手腕的阻塞已經被你汲取出來，集中在你的手心當中，當你覺得已經帶出阻塞之後，

後，接著就是要將阻塞進行排放。

排放阻塞時，請將你的手緩緩向前輕鬆的伸出，手指併攏、手掌朝下、懸空在地面之上，口中可以念著禱詞：「現在開始，我希望這些阻塞可以順著我的手釋放出來，並且轉換成正面的能量，還給大地。」你可觀想這些黑暗的阻塞，已經被你的手帶出，並且從手掌排到地上，回歸自然。

第八道門
水晶與 19 能量法的妙用

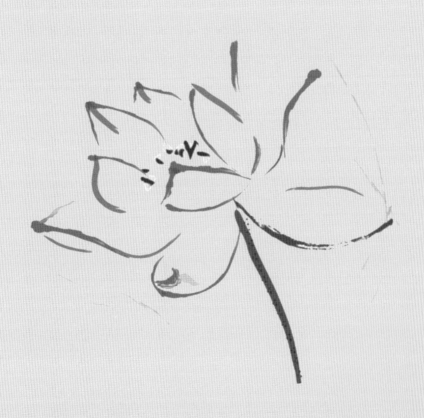

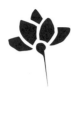

第八道門
水晶與 19 能量法
的妙用

　　坊間有很多地方在販售水晶與能量石，每一種水晶及能量石各代表不同的能量，以下是較容易取得的幾種能量石，可以和**１９能量法**搭配，就會產生不同的妙用，應用在生活中，也可以洗滌你負面的思緒、情緒、人緣、財運……讓你的生活逐漸產生正能量，活得越來越光彩自在。

白水晶——淨化

粉水晶——提升愛與心靈能量

祖母綠——調整脾氣

舒俱徠石——提升自信心、靈性保護

黃水晶——提升自我心靈強韌度

月光石——提升女性魅力、感受失衡、連
　　　　　結內在

黑曜石——接地氣

青金石——修復脈輪

黃水晶、鈦晶——財富

藍紋瑪瑙——溝通

白水晶——淨化

　　晶瑩剔透的白水晶，是所有礦物石中無
色、又具通透感的能量石之一。白水晶的功
能相當多元，因此有著「王者水晶」的封號。
白水晶代表平衡、圓滿、健康、清除負能量，
因此，當你覺得自己負能量過多的時候，就
可以透過白水晶來療癒自己。

首先，請將雙手呈現蓮花手印，然後把白水晶放在手印中，手印則是放在頭頂上方，開始念禱詞：「親愛的觀世音菩薩，我祈請您的降臨，請您將淨化的能量放在白水晶當中，讓這個白水晶擁有更強的淨化能量，讓它可以用來幫助淨化自我。」你要觀想觀世音菩薩賜給你的紅色光芒打進這顆白水晶，當你覺得能量充足之後，接著把白水晶放在眼睛前。然後，你閉上眼睛，去感受是不是隱約有紅色的光芒在眼前閃動？當紅色光芒越強，代表淨化力越強。

每一顆水晶所能容納的能量多寡是不同的。優質水晶可以容納的能量比較高，越劣質的水晶可以容納的能量越低。你可以多拿幾顆白水晶試試看，一般來說，白水晶越透澈，它的能量越強，淨化能力也會更多。

同樣都是白水晶，但其實，每一顆水晶帶給你的感覺是不一樣的。

白水晶在淨化之後，可以幫助你的方式也不盡相同，當你雙手把白水晶放在胸口時，

試著感受一下心境和感受的變化。有的白水晶會讓自己心跳加速或是充滿能量，代表它的健康能量是強而有力的。如果放在胸前覺得很平靜，代表它可以清除你的負面情緒和負面的障礙。如果放在胸前，會讓你覺得輕飄飄、甚至聞到花香，代表它是守護型的。如果心靈感到豐盛、感到滿足，它淨化之後會讓你的心靈變得豐盛；當你感到豐盛滿足，你就不會對別人或是自己過於苛求，也代表你對別人的要求沒這麼高，你會活得比輕鬆。

白水晶加持完之後，挑選你想要的效果、或適合你的白水晶，放在淨化過的家裡，或是設過安全結界的地方，你想到它的時候就拿起來，雙手拿著白水晶，把它放在頭頂，然後依據這個白水晶的特性來念禱詞。假設這個白水晶的特性是讓你感到心靈豐盛，那麼你的禱詞就可以說：「親愛的觀世音菩薩，我祈請您的降臨，請您將『心靈豐盛』的能量賜予我，經由我的雙手，將白水晶的能量

再更強大的導入我的身體，淨化我的身體，讓我的心靈更加豐盛。」

然後，觀想觀世音菩薩的紅色光芒，在你的雙手裡盛滿紅色能量，而這股紅色能量和白水晶的能量結合之後，變得更強大，再導入你的身體裡進行淨化。等到你身體的每一寸肌膚，都有淨化的能量之後，你就可以想像令你愉悅的人、事、物，讓生活中充滿喜樂的點滴，來退去憂鬱、灰暗的負能量。

粉水晶──提升愛與心靈能量

粉水晶的主要的功能是可以提升愛的能量。像有的人覺得自己不被愛、沒有資格得到愛，或是心靈能量比較弱的，就可以挑選一顆自己覺得最舒服的粉水晶，讓它陪伴你。

請將雙手呈現蓮花手印，將粉水晶放在手印裡，放在胸口前方，接著念禱詞：「親愛的觀世音菩薩，我祈請您的降臨，請您將淨化的能量放在粉水晶當中，讓這個粉水晶擁

有更強的淨化能量，讓它可以用來幫助淨化
自我。」

觀想觀世音菩薩賜給你的紅色光芒打進這
顆粉水晶，當你覺得能量充足之後，接著把
這顆粉水晶放在眼睛前。然後，閉上眼睛去
感受是不是隱約有紅色的光芒在眼前閃動？
當紅色光芒越強，代表淨化力越強，你可以
選擇一顆自己覺得不錯的，放在胸口去感受
不同的感覺。

有人會隨身攜帶水晶，但是我不建議將粉
水晶帶出門，怕水晶沾染負能量，因此，
我會建議將粉水晶放在已淨化過空間的床頭
邊，在每天睡前，將粉水晶捧在胸前，用雙
手蓋住它，並且誠心的念禱詞：「親愛的觀
世音菩薩，我祈請您的降臨，請您將療癒心
靈以及提升愛的能量，透過我的雙手更強力
的把粉水晶收集到愛的能量、再加上現在的
能量，導入我的心裡，並且修復我的心輪，
也修復我的某某問題。」這時候的問題，要
明確表達出來，例如是缺乏安全感、感受不

到愛、忌妒心太強之類的問題，必須把問題確切說出來，才能根除病灶。

接著，觀想紅色能量的光從天而降，導入你的雙手，雙手充滿修復心輪愛的能量，再透過雙手去增強粉水晶的能量，然後，觀世音菩薩賜給你的這道紅色光芒，再導入你的心裡、修復心輪。

假設你在感情世界裡出了問題，你想修復情侶之間的感情、或是夫妻之間的感情，就必須專注在「我想修復男／女友的愛」、「我想修復丈夫／妻子的愛」這樣的意念之中，同時還要回想對方對你的好。接著，再觀想心輪中淺綠色的光和觀世音菩薩的紅色能量結合成紫色能量，從心輪開始擴散到全身，沉浸在愛的能量中。

祖母綠──調整脾氣

如果你很容易動怒、暴躁、心浮氣躁，每天都可以施做一次、甚至多次，拯救你的壞心情、壞脾氣！請將雙手呈現蓮花手印，將祖母綠水晶放在手印裡，放在胸口前方，接著念禱詞：「親愛的觀世音菩薩，我祈請您的降臨，請您將淨化的能量放在祖母綠水晶當中，讓這個祖母綠水晶擁有更強的淨化能量，讓它可以用來幫助調節我的情緒、改善我的脾氣。」

觀想觀世音菩薩賜給你的紅色光芒打進這顆祖母綠水晶，當你覺得能量充足之後，接著把這顆水晶放在眼睛前。然後閉上眼睛去感受是不是隱約有紅色的光芒在眼前閃動？當紅色光芒越強、越亮、越飽滿，代表調整脾氣的能力越強。

你可以選一顆自己覺得不錯的隨身攜帶。當你有空、無聊、想到它的時候，都可以拿出來，雙手握著祖母綠並且輕閉雙眼，然後

再將握著祖母綠的雙手，輕靠在額頭上。接著去觀想可以調整脾氣的紅色能量灌入你的額頭，隨著身體從頭到腳開始擴散。

如果是思緒上的脾氣不好，例如老是冒出：「吼～討厭！」、「唉唷！很煩耶」，甚至像是粗口、髒話的負面字眼，你也可以透過這樣的方法來淨化自己的脾氣。

如果是心情上無法平復，例如總是感覺很煩躁，也可以透過淨化的方式來讓自己獲得緩和與平靜，進行淨化的步驟就跟上述一樣，只是握著祖母綠的雙手，是要放在心輪的前面，讓祖母綠的能量從心輪流進體內，再慢慢擴散到全身。

舒俱徠石──提升自信心、 靈性保護

當你需要一些靈性上的保護，舒俱徠石就很適合。請將雙手呈現蓮花手印，將舒俱徠石放在手印裡，放在胸口前方，接著念禱詞：

「親愛的觀世音菩薩，我祈請您的降臨，請您將保護靈性的能量都放在舒俱徠石中，讓它擁有更強的能量，來幫助我抵擋外靈、抵擋負能量。」

接著，觀想觀世音菩薩賜給你的紅色光芒打進這顆舒俱徠石，當你覺得能量充足之後，再把這顆水晶放在眼睛前。然後閉上眼睛去感受是不是隱約有紅色的光芒在眼前閃動？當紅色光芒越強、越亮、越飽滿，代表保護靈性的能力越強。

你可以選一顆自己覺得不錯的隨身攜帶。當你有空、無聊、想到它的時候，都可以拿出來，雙手握著舒俱徠石並且輕閉雙眼，然後再將握著舒俱徠石的雙手，輕靠在頂輪上。接著，去觀想頂輪這道紫色能量就像是個防護罩，從頭頂往身體四周將你包圍，保護你不受外靈侵擾。

如果想提升自信，或是當你內心雜亂、難以平復時，舒俱徠石也是很不錯的小幫手。提升自信心的施作方式就跟祖母綠一樣，但

177

是要將舒俱徠石放在心輪前或是太陽神經叢前；如果是心情上無法平復，就應該要把舒俱徠石放在心輪前。

黃水晶──提升自我心靈強韌度

當你覺得心靈脆弱，需要提升強韌度時，黃水晶就可以擔任療癒的角色。請將雙手呈現蓮花手印，將黃水晶放在手印裡，放在胸口前方，接著念禱詞：「親愛的觀世音菩薩，我祈請您的降臨，請您將心靈強韌的能量，都放在黃水晶中，讓它擁有更強的能量，希望給予我更強韌的精神，讓我擁有更堅強的意志。」

接著，觀想觀世音菩薩賜給你的紅色光芒打進這顆黃水晶，當你覺得能量充足之後，再把這顆水晶放在眼睛前。然後閉上眼睛去感受是不是隱約有紅色的光芒在眼前閃動？當紅色光芒越強、越亮、越飽滿，代表提升自我心靈強韌度的能力越強。

你可以選一顆自己覺得不錯的隨身攜帶。當你有空、無聊、想到它的時候，都可以拿出來，雙手握著黃水晶並且輕閉雙眼，然後再將握著黃水晶的雙手，壓在太陽神經叢上。接著，去觀想這道黃色能量從胃部開始往身體四周擴散，讓你心靈越來越強韌，任何事都不再是難事。

月光石──提升女性魅力、感受平衡、連結內在

月光石是一種充滿知性、柔美與愛情的能量石，可以提升女性的魅力、增加對異性的吸引力，因此也是俗稱的「愛情石」、「戀人石」。此外，月光石還可以撫平浮躁的情緒，解決感情上的紛擾，因此對於感情的潤滑有相當好的助益。

1. 提升女性魅力
請將雙手呈現蓮花手印，將月光石放在手

印裡，並且放在胸口前方，接著念禱詞：「親愛的觀世音菩薩，我祈請您的降臨，請您將提升魅力的能量，都放在月光石中，讓它擁有更強的能量，希望給予我更柔和美麗的氣質，讓我充滿著魅力，可以吸引異性的目光。」

接著，觀想觀世音菩薩賜給你的紅色光芒打進這顆月光石，當你覺得能量充足之後，再把這顆水晶放在眼睛前。然後閉上眼睛去感受是不是隱約有紅色的光芒在眼前閃動？當紅色光芒越強、越亮、越飽滿，代表提升魅力的能力越強。

你可以選一顆自己覺得不錯的隨身攜帶。當你有空、無聊、想到它的時候，都可以拿出來。請雙手握著月光石並且輕閉雙眼，然後再將握著月光石的雙手，放在身體任何一個部位，去感受這股能量。接著，觀想月光石的藍白色光暈散發出來包住自身，並且想像自己充滿女性特質的魅力，吸引身邊其他異性（此法也適合在同志女性角色所使用）。

2. 感受平衡

請將雙手呈現蓮花手印，將月光石放在手印裡，並且放在胸口前方，接著念禱詞：「親愛的觀世音菩薩，我祈請您的降臨，請您將調整平衡的能量，都放在月光石中，讓它擁有更強的能量來提高我的情商，讓我內心恢復平靜。」

接著，觀想觀世音菩薩賜給你的紅色光芒打進這顆月光石，當你覺得能量充足之後，再把這顆水晶放在眼睛前。然後閉上眼睛去感受是不是隱約有紅色的光芒在眼前閃動？當紅色光芒越強、越亮、越飽滿，代表心緒感受平衡的能力越強。

你可以選一顆自己覺得不錯的隨身攜帶。當你有空、無聊、想到它的時候，都可以拿出來。請雙手握著月光石並且輕閉雙眼，然後再將握著月光石的雙手，放在心輪前，去感受這股能量。接著，想像石頭貼上去後透過皮膚，有一座散發白光的蹺蹺板出現在你心輪部位（心臟與脊椎的中間，也就是胸口

181

往內約 4 至 5 公分位置），此時，再去感受
這座蹺蹺板是平衡或是往一邊傾斜？若是失
衡的，去想像石頭中散發的能量將蹺蹺板歸
於平衡，這時可以感受到你的感覺越來越平
穩，直到你覺得身心完全平衡。

請記住，一顆月光石只能放入一種效果能
量，每一次為水晶加持時，都可以去探測紅
色能量多寡。

3. 連結內在

請將雙手呈現蓮花手印，將月光石放在手
印裡，並且放在胸口前方，接著念禱詞：「親
愛的觀世音菩薩，我祈請您的降臨，請您將
連結內在的能量，都放在月光石中，讓它擁
有更強的能量來提高我的內心，可以深層治
療我的情感。」

接著，觀想觀世音菩薩賜給你的紅色光芒
打進這顆月光石，當你覺得能量充足之後，
再把這顆水晶放在眼睛前。然後閉上眼睛去
感受是不是隱約有紅色的光芒在眼前閃動？

當紅色光芒越強、越亮、越飽滿，代表連結內在的能力越強。

你可以選一顆自己覺得不錯的月光石，但請放在已淨化的家中或某個空間裡，不要隨身攜帶。

請在睡前與起床時，躺在床上，雙手握著月光石並且輕閉雙眼，然後再將握著月光石的雙手，放在臍輪，雙手蓋上確保白色的光芒連結內在能量，正確經由臍輪導入身體中。

這時候你可以去探知一下白光是往身體哪個部位跑？因為每個人的反應都不一樣。白光所前往的部位，代表那裡是目前的你還不夠深入連結的地方，白光停在需要連結的部位後，你可以深入去感覺一下，感受那道光帶給你和那個部位是怎樣的深入連結？有時候會有一些意外想法或是感覺出現。

黑曜石──接地氣

象徵沉著、穩重的黑曜石，以排除身體負能量著稱，被視為是最能保護健康的能量石。黑曜石可以吸收身上病氣、濁氣並轉化成乾淨的正能量，間接幫助消除疲勞、減緩壓力、改善體弱氣虛的毛病。因此，很多人想要改運、改善自己的磁場、增進新的能量，都會選擇黑曜石。

請將雙手呈現蓮花手印，將黑曜石放在手印裡，並且放在胸口前方，接著念禱詞：「親愛的觀世音菩薩，我祈請您的降臨，請您將調整健康的能量，都放在黑曜石中，讓它擁有更強的能量來排除我的病氣，讓我可以更穩定、沉著。」

接著，觀想觀世音菩薩賜給你的紅色光芒打進這顆黑曜石，當你覺得能量充足之後，再把這顆水晶放在眼睛前。然後閉上眼睛去感受是不是隱約有紅色的光芒在眼前閃動？當紅色光芒越強、越亮、越飽滿，代表消除

病氣與淨化的能力越強。

　　請將雙手各拿一顆注入能量後的黑曜石，雙腳張開與肩同寬，閉上眼睛，想像紅色的接地紮根能量經由雙手中的黑曜石擴散開來（擴散路徑如下圖）。

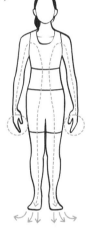

　　請觀想這股能量經由雙腳竄出，進入地面，就像是樹木向下紮根，牢牢抓住地面，並且深深吸氣、吐氣。吸入時，感覺自己更往下紮根，吐氣時，感覺自己將負面能量都吐出，不斷重複、多做幾次，直到你覺得自己站得更穩，並且去感受與記住紮根的感覺。

接地紮根的意義，是讓身心靈更穩定，下盤更穩健，不容易輕飄飄的，也可以讓許多事情更紮實，每天起床、睡前都可以做，或是覺得恍惚不舒服時也可以做。

青金石──修復脈輪

人的身體有七大脈輪，當某個脈輪破損、過度使用、波動過大的時候，你會覺得那個部位特別虛弱。或者你無法判定哪個脈輪失衡的時候，你也可以用青金石掃描自己，感受一下如果哪個脈輪有刺刺的感覺，就代表該部位破洞了！因為脈輪破洞時，體內的能量就會一直外洩，青金石就是修復脈輪的最佳幫手。

請將雙手呈現蓮花手印，將青金石放在手印裡，放在胸口前方，接著念禱詞：「親愛的觀世音菩薩，我祈請您的降臨，請您將修復脈輪的能量，都放在青金石中，讓它擁有更強的能量，讓我的脈輪能夠達到平衡的健

康狀態。」

接著，觀想觀世音菩薩賜給你的紅色光芒打進這顆青金石，當你覺得能量充足之後，再把這顆水晶放在眼睛前。然後閉上眼睛去感受是不是隱約有紅色的光芒在眼前閃動？當紅色光芒越強、越亮、越飽滿，代表修復脈輪的能力越強。

你可以選一顆自己覺得不錯的隨身攜帶。當你有空、無聊、想到它的時候，都可以拿出來，雙手握著青金石並且輕閉雙眼，然後再將握著青金石的雙手，輕靠在你覺得不舒服的脈輪。接著，再念禱詞：「親愛的觀世音菩薩，我祈請您的降臨，請您將修復脈輪的能量，透過我的雙手傳遞給青金石，並且修復我的某某脈輪。」

你可以依照自己的感受來決定這個療程要多久。一般來說，將青金石放置在需要修復的脈輪上，大約要 3 到 10 分鐘，但是受損比較嚴重的，可能就要放置 15 分鐘以上。當你覺得獲得舒緩了，或是放置時間夠了，

你就可以開始觀想這股紅色能量灌入你的體內，並且開始填補你體內虛空的地方，直到與外部接合補平，這樣就把破損的脈輪都修復、撫平了。

藍紋瑪瑙──提升說服能力與溝通技巧

你是否時常發生詞不達意的窘況？你是否常在無意之間說話刺傷人、得罪人？那麼，藍紋瑪瑙就是你的小救星！因為藍紋瑪瑙最主要的功能就是提升說服能力和溝通技巧，達到越聊越愉悅的功效。

當你剛起床的時候，或是要準備報告的時候，或者待會就要和客戶面談的時候，都非常適合進行這樣的水晶療癒法。

請將雙手呈現蓮花手印，將藍紋瑪瑙放在手印裡，放在胸口前方，接著念禱詞：「親愛的觀世音菩薩，我祈請您的降臨，請您將強化溝通的能量放在藍紋瑪瑙中，讓這個藍

紋瑪瑙擁有更強的能量，讓它可以提升我的說服能力和溝通技巧。」

觀想觀世音菩薩賜給你的紅色光芒打進這顆藍紋瑪瑙，當你覺得能量充足之後，接著把這顆藍紋瑪瑙放在眼睛前。然後閉上眼睛去感受是不是隱約有紅色的光芒在眼前閃動？當紅色光芒越強，代表淨化力越強，你可以選一顆自己覺得不錯的，放到胸口去感受不同的感覺。

藍紋瑪瑙的主要特點就是讓人可以愉悅的聊天，因此，你可以挑選一顆自己感覺最舒服的藍紋瑪瑙，隨身攜帶。接著，把藍紋瑪瑙放在你的喉輪前，並且用雙手覆蓋它以避免能量流失。

觀想藍紋瑪瑙的藍色溝通能量，經由雙手導入你的喉輪裡，通過食道往下延伸到心輪、太陽神經叢、臍輪、海底輪，這股藍色能量依序在全身循環、繞動好幾圈。等到七個脈輪都繞完之後，才算大功告成。

⇨ 可能出現的問題與解決方式

● 水晶療法是要站著？坐著？還是躺著呢？

水晶療癒幾乎都可以躺在床上時用，但是因為黑曜石是要接地氣，必須雙腳立足於地上，就不適合舒舒服服的躺在床上了。

● 沒淨化的水晶可以用嗎？

當你興高采烈的把水晶買回家之後，是不是就想趕快練習呢？初學者千萬別急，沒有經過淨化的水晶，絕對不可以進行能量療癒法喔！我要特別提醒大家，水晶要加入能量前，要用前面教的淨化水去淨化，然後把水晶直接泡在淨化水裡，並且放入冰箱 6 小時以上，一次可以淨化多顆水晶是沒有問題的。

● 水晶的大小怎樣才適合呢？

水晶的大小，大約 4 到 5 公分左右，好拿、好攜帶，是最好不過了。萬一你的水晶是碎石，那就不適合使用在水晶療法了。

● 水晶療法要做幾天才合適呢？

以上水晶療癒法，至少要連續施作 7 天不中斷，如果你希望更穩定，最好是連續 21 天不中斷，才能更有效調節現況。如果做完 21 天後，希望狀況一直持續，可以一直做都沒關係的。

後記

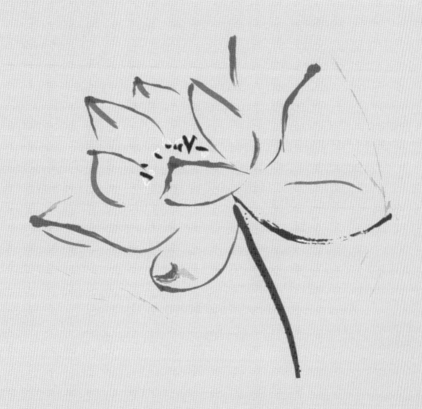

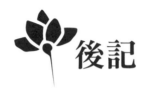

後記

　　雖然我有感應力，我的能力也是來自於觀世音菩薩，但是，我自認並不是所謂的虔誠信徒。從小，對於進香這樣的活動，我不感興趣，甚至我也不熱中拜拜、燒金這樣的舉動。即便長大了，以我的現況，我最多就是拜觀世音菩薩，其他的廟宇我還是很少去。

　　觀世音菩薩給我的啟發，像是 **19 能量法** 的數字，就是祂所指示的。觀世音菩薩最重視的第一個就是孝道、第二個就是飲水思源、第三個就是誠心待人。

　　很多人對於神佛非常崇敬、甚至願意為了神佛而去做善事，看似虔誠且行善，但是實際上，他們不一定對身邊的人友善、樂施。

如果你希望自己的運勢好轉、消滅業障，根本之道應該是發自內心行善，而非只是加入某些宗教團體，做做表面工夫而已。

例如：你只是給父母生活費，但是老人家生病了卻不聞不問；你雖然養育子女，卻不關心子女的成長過程，覺得自己有給錢，讓他們吃飯就算是盡責，這樣是無法消除業力的。

除了真心誠意之外，你還要飲水思源，你必須先從你親近的人、周圍的人，開始對他們友好，否則，神明是會看破你的手腳、看穿你的虛心，一樣不會幫助你。

當一個人老是抱著擔心自己吃虧的想法，總是懷有「自掃門前雪」的心態，禍雖未至、但福已遠離。所以，一個人要先付出、才會獲得善報，當你對家人、親友無私的關懷、犧牲、奉獻，你的福報才能越積越多。

所以，你的起心動念要調整！也許你今天捐血、去育幼院捐款、幫助流浪動物、做義

工……看似做善事，但是對家人、親友卻十分苛刻，即便你有幫助別人，但是你的目的是要消業障，這是帶有私心的行為，而非無私心的友愛，你的業力還是不會消除。

人，生而在世，都會犯錯，犯了錯只要勇於承擔、勇於面對、勇於懺悔，真心祈求原諒的話，神明是願意再給你一次機會的。

19 能量法，讓你從「心」開始調整，傾聽訊號、了解訊號、信任訊號，**19 能量法**不只可以提升你的敏感度，更能夠讓你在各方面獲得更好的善緣和共鳴。

莉絲老師的 19 能量法——提升運勢、療癒自我、
增強人緣、開啟感應力，運用自己的雙手掌握幸福

作　　者／張若涵（莉絲老師）
出版經紀人／卓天仁
文字編輯／陳珈螢
美術編輯／方麗卿
責任編輯／黃欣
企畫選書人／賈俊國

總 編 輯／賈俊國
副總編輯／蘇士尹
編　　輯／高懿萩
行銷企畫／張莉滎・蕭羽猜

發 行 人／何飛鵬
法律顧問／元禾法律事務所王子文律師
出　　版／布克文化出版事業部
　　　　　台北市中山區民生東路二段 141 號 8 樓
　　　　　電話：(02)2500-7008　傳真：(02)2502-7676
　　　　　Email：sbooker.service@cite.com.tw
發　　行／英屬蓋曼群島商家庭傳媒股份有限公司城邦分公司
　　　　　台北市中山區民生東路二段 141 號 2 樓
　　　　　書虫客服服務專線：(02)2500-7718；2500-7719
　　　　　24 小時傳真專線：(02)2500-1990；2500-1991
　　　　　劃撥帳號：19863813；戶名：書虫股份有限公司
　　　　　讀者服務信箱：service@readingclub.com.tw
香港發行所／城邦（香港）出版集團有限公司
　　　　　香港灣仔駱克道 193 號東超商業中心 1 樓
　　　　　電話：+852-2508-6231　　傳真：+852-2578-9337
　　　　　Email：hkcite@biznetvigator.com
馬新發行所／城邦（馬新）出版集團 Cité (M) Sdn. Bhd.
　　　　　41, Jalan Radin Anum, Bandar Baru Sri Petaling,
　　　　　57000 Kuala Lumpur, Malaysia
　　　　　電話：+603- 9057-8822　　傳真：+603- 9057-6622
　　　　　Email：cite@cite.com.my
印　　刷／韋懋實業有限公司
ISBN ／ 978-986-5568-20-7
初　　版／ 2021 年 2 月
定　　價／ 300 元

城邦讀書花園　布克文化
www.cite.com.tw

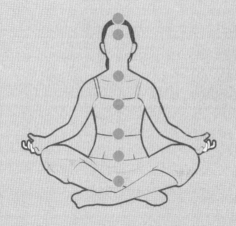

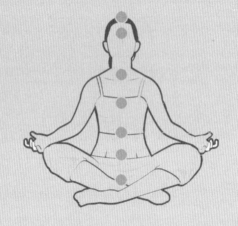